Adam Brochert

Pädiatrie von Fall zu Fall

Pädiatrie

von Fall zu Fall

Adam Brochert, MD
Abteilung für Radiologie
Medical College of Georgia
Memorial Health University Medical Center
Savannah, Georgia

Übersetzt und bearbeitet von
Dr. med. Franziska Kaestner

1. Auflage

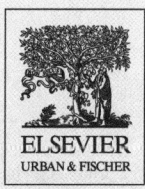

ELSEVIER
URBAN & FISCHER

Urban & Fischer
München · Jena

Zuschriften und Kritik an:

Elsevier GmbH, Urban & Fischer Verlag, z. Hd. Andrea Wintermayr, Karlstraße 45, 80333 München

Titel der Originalausgabe:

Adam Brochert, MD, **Platinum Vignettes®: Pediatrics**, First edition. ISBN 1-56053-533-4
© 2003, Hanley & Belfus, Inc.

Wichtiger Hinweis für den Benutzer

Die Erkenntnisse in der Medizin unterliegen laufendem Wandel durch Forschung und klinische Erfahrungen. Herausgeber und Autoren dieses Werkes haben große Sorgfalt darauf verwendet, dass die in diesem Werk gemachten therapeutischen Angaben (insbesondere hinsichtlich Indikation, Dosierung und unerwünschter Wirkungen) dem derzeitigen Wissensstand entsprechen. Das entbindet den Nutzer dieses Werkes aber nicht von der Verpflichtung, anhand der Beipackzettel zu verschreibender Präparate zu überprüfen, ob die dort gemachten Angaben von denen in diesem Buch abweichen und seine Verordnung in eigener Verantwortung zu treffen.

Wie allgemein üblich wurden Warenzeichen bzw. Namen (z.B. bei Pharmapräparaten) nicht besonders gekennzeichnet.

Bibliografische Information Der Deutschen Bibliothek

Die Deutsche Bibliothek verzeichnet diese Publikation in der Deutschen Nationalbibliografie; detaillierte bibliografische Daten sind im Internet über http://dnb.ddb.de abrufbar.

Planung: Dr. Dorothea Hennessen
Lektorat: Andrea Wintermayr
Redaktion: Bernhard Kaess, Florian Vilsmaier, Andrea Wintermayr
Herstellung: Peter Sutterlitte
Satz: Kösel, Krugzell
Druck und Bindung: LegoPrint, Lavis (TN)
Umschlaggestaltung: SpieszDesign, Neu-Ulm

ISBN 3-437-43977-4

Gebrauchsanweisung

Mehr und mehr stellen Prüfer Fallgeschichten oder Patientenvorstellungen in den Mittelpunkt der Prüfung. Für Sie als Prüfling lohnt es sich daher auf jeden Fall, diese Art von Fragen zu üben.

Die „Von-Fall-zu-Fall"-Reihe ist genau dafür geschrieben worden:
– Sie erhalten einen Überblick darüber, was die Prüfer wissen wollen, und was man darauf am besten antwortet,
– Sie trainieren, wie Sie bei Anamnese und Untersuchung vorgehen und
– Sie können vor der Prüfung noch einmal alles Wichtige in kürzester Zeit wiederholen.

In jedem Buch der Reihe begegnen Ihnen 50 Patienten mit den unterschiedlichsten Erkrankungen. Jeder Patientenfall wird auf zwei, manchmal auch auf drei Seiten besprochen. Auf der ersten (der **rechten**) Seite stellt sich Ihnen der Patient mit seinen Beschwerden vor, die in der Anamnese geschildert werden. Anschließend erfahren Sie, welche Untersuchungen durchgeführt worden sind, welche Befunde sich dabei ergeben haben und welche Laborwerte gemessen wurden. Wenn Sie EKGs, Röntgenbilder o. Ä. beurteilen müssen, finden Sie dazu eine Abbildung. Manchmal werden Ihnen am Ende der Patientenvorstellung Fragen gestellt, anhand derer Sie das Thema erschließen sollen.

Jetzt wissen Sie genügend, um die Diagnose stellen und das Krankheitsbild erläutern zu können! Verderben Sie sich aber nicht den Spaß und **blättern Sie nicht gleich um,** um die Auflösung zu lesen, sondern lösen Sie den Fall selbst!

Wenn Sie Ihre Diagnose gestellt haben, finden Sie die Auflösung oben auf der zweiten (der **linken**) Seite. Auf der zweiten Seite finden Sie alle wichtigen Fakten zum Krankheitsbild bzw. zum behandelten Thema. Damit Sie Ihr Wissen strukturieren und in der Prüfung richtig vortragen können, sind die Fakten in jedem Fall ganz streng gegliedert nach Pathophysiologie, Diagnose und Therapie und Zusatzwissen, das wir „Gut zu wissen" genannt haben. Wichtige Begriffe sind fett markiert, diese müssen Sie parat haben.

Mit diesen Fällen lernen Sie anhand von Patientenvorstellungen die wichtigsten Krankheitsbilder (neu) kennen. Wenn Ihnen beim Durcharbeiten der Fälle noch Unbekanntes begegnet oder wenn Sie das Gefühl haben, dass Ihnen etwas nicht mehr geläufig ist, dann schlagen Sie auf alle Fälle im Lehrbuch nach, um sich das Hintergrundwissen anzueignen. Fett markierte Begriffe sind immer nur dann hilfreich, wenn man auch weiß, was sich dahinter verbirgt.

Im Inhaltsverzeichnis am Ende des Buches sind die Fälle der Diagnose nach aufgeführt. Wenn Sie Ihre Fälle gelöst haben, können Sie damit gezielt nach Krankheiten suchen, die Sie gerne noch einmal wiederholen möchten.

Viel Glück in den Prüfungen!

Abkürzungsverzeichnis

A.	Arteria
ACTH	adrenocorticotropes Hormon
ADH	antidiuretisches Hormon, Adiuretin
ADP	Adenosindiphosphat
AF	Atemfrequenz
AFP	Alpha-Fetoprotein
AIDS	acquired immunodeficiency syndrome
ANA	antinukleäre Antikörper
ASD	atrioseptal defect (= Vorhofseptumdefekt)
AST	Aspartat-Aminotransferase (= GOT)
ALT	Alanin-Amino-Transferase (= GPT)
AP	Alkalische Phosphatase
APC	antigenpräsentierende Zelle
ASO	Antistreptolysin-O-Titer
ATPase	Adenosintriphosphatase
AZT	Azidothymidin (ein HIV-Virustatikum)
BGA	Blutgasanalyse
BSG	Blutkörperchensenkungs-geschwindigkeit, Syn.: BKS
Ca	Calcium
cAMP	zyklisches Adenosinmono-phosphat
CEA	carcino-embryonales Antigen
Chr	Chromosom
CK	Creatinkinase; besteht aus 2 Untereinheiten, die in je 2 Formen vorliegen können: CK-BB: Isoenzym, das vor allem im Gehirn vorkommt (brain) CK-MM: Isoenzym, das vor allem im Skelettmuskel vorkommt CK-MB: Isoenzym, das vor allem im Herzmuskel vorkommt
Cl	Chlorid
COPD	chronic obstructive pulmonary disease
CPK	Creatinphosphokinase
CRP	C-reaktives Protein
CT	Computertomographie
CTG	Cardiotokographie
DDAVP	1-Desamino-8-D-Arginin-Vasopressin (Syn.: ADH)
DHEA	Dehydroepiandrosteronsulfat
DIC	disseminated intravasal coagulation (Verbrauchs-koagulopathie)
DOPA	3,4-Dihydroxyphenylalanin
EEG	Elektroenzephalogramm
EKG	Elektrokardiogramm
ELISA	enzyme-linked immunosorbent assay (Enzym-Immunoassay)
FAB-Klas-sifikation	Einteilungsschema der akuten Leukämien, vorgeschlagen von der French-American-British cooperative group (1976)
FDP	fibrinogen degradation products (Fibrinogen-Spaltprodukte)
Fe	Eisen
FEV_1	forcierte exspiratorische Ein-sekundenkapazität
FSH	follikelstimulierendes Hormon
FVC	forcierte Vitalkapazität
G-6-PD	Glucose-6-Phosphat-Dehydrogenase
GFR	glomeruläre Filtrationsrate
GI	gastointestinal
GnRH	Gonadotropin-Releasing-Hormon
GOT	Glutamat-Oxalacetat-Trans-aminase (= AST)
GPT	Glutamat-Pyruvat-Trans-aminase (= ALT)
Hb	Hämoglobin

HbA$_{1c}$	glycosyliertes Hämoglobin	NPH	neutrales Protamin HAGEDORN (Isophan-Insuline)
HCG	humanes Choriongonadotropin	NSAID	Non-Steroidal Anti-Inflammatory Drug (= NSAR = ASS, Ibuprofen, Diclofenac, etc.)
HIV	humanes Immundefizienz-virus	NSAR	s. NSAID
Hk	Hämatokrit	o. B.	ohne Befund
HLA	human leukocyte antigen; syn.: MHC (major histo-compatibility complex) = Histokompatibilitätsantigen	P	Puls
		p. a.	posterior-anterior
		PAS	Perjodsäure-Schiff-Reaktion; färbt v. a. Polysaccharide rot an
HPV	humane Papilloma-Viren	PCR	polymerase chain reaction (Polymerase-Kettenreaktion)
HVL	Hypophysenvorderlappen	PET	Positronen-Emissions-Tomo-graphie
HWS	Halswirbelsäule		
ICR	Intercostalraum	p. m.	punctum maximum
Ig	Immunglobulin	PSA	prostataspezifisches Antigen
IGF	insulin-like growth factor	PTCA	perkutane transluminale Coronarangioplastie (Ballon-dilatation der Koronarien)
i. m.	intramuskulär		
i. v.	intravenös		
K	Kalium		
KG	Körpergewicht	PTH	Parathormon
KHK	koronare Herzkrankheit	PTT	Partielle Thromboplastinzeit
KOH	Kaliumhydroxid (Kalilauge)	RNS	Ribonucleinsäure
LDH	Laktat-Dehydrogenase	RP(C)R-Test	Rapid-Plasma-Reagin (-Card)-Test
LDL	low-density lipoproteins		
LH	luteinisierendes Hormon	RR	Riva-Rocci (Blutdruck)
Lig.	Ligamentum	RSD	Respiratory distress syndrome
M.	Musculus	RSV	Rous-Sarkom-Virus
MAO-Hemmer	Monoaminooxidase-Hemmer	SIADH	Syndrom der inadäquaten ADH-Sekretion
MCH	Mean Corpuscular Hemo-globin (mittlerer korpuskulärer Hämoglobingehalt)	SSW	Schwangerschaftswoche
		STH	Somatotropes Hormon
		T	Temperatur
MCV	Mean Corpuscular Volume (mittleres Zellvolumen der Einzelerythrozyten)	TSH	Thyroidea-stimulierendes Hormon (Thyreotropin)
		TSS	Toxic-Shock-Syndrom
MRA	Magnetresonanzangiographie	V.	Vena
MRT	Magnetresonanztomographie	VDRL-Test	Veneral-Disease-Research-Laboratory-Test
N.	Nervus		
Na	Natrium	VWF	von-Willebrand-Faktor
NMR	nuclear magnetic resonance	VSD	Ventrikelseptumdefekt
NNM	Nebennierenmark	ZNS	Zentralnervensystem
NNR	Nebennierenrinde		

Laborwerte	Referenzbereiche			
Laborparameter	**konventionelle Benennung**	**Umrechnungsfaktor**	**SI-Einheiten**	
Angiotensin converting enzyme (ACE)	18–55 U/ml			
Albumin	3,5–5,5 g/dl	× 10	35–55 g/l	S
ADH	0–6,7 pg/ml			E
APC-Ratio	< 2,0			C
α-Amylase	70–300 U/l			P/S
	U: 100–2000 U/l			
α$_1$-Fetoprotein	< 10 ng/ml			S
Alkalische Phosphatase (AP)	65–220 U/l			P/S
Ammoniak	m 19–80 µg/dl		m 11–48 µmol/l	P/S
	w 25–94 µg/dl		w 15–55 µmol/l	
Antithrombin	75–120%	× 17,1		S
Bilirubin, gesamt	0,2–1,1 mg/dl	× 17,1	3,4–18,8 µmol/l	P/S
Bilirubin, direkt	0,05–0,3 mg/dl	× 17,1	0,9–5,1 µmol/l	P/S
Bilirubin, indirekt	bis 0,8 mg/dl	× 17,1	bis 13,7 µmol/l	P/S
Blutgase (arteriell):				B
pH	7,35–7,45		7,35–7,45	
pCO$_2$	35–45 mmHg	× 0,134	4,67–6,00 kPa	
pO$_2$	65–100 mmHg	× 0,134	8,66–13,3 kPa	
Basenabweichung (BA)	– 3 bis + 3 mmol/l		– 3 bis + 3 mmol/l	
Standard-Bicarbonat	22–26 mmol/l		22–26 mmol/l	
O$_2$-Sättigung	90–96%	× 0,01	0,9–0,96	

Blutkörperchen-senkungsgeschwindigkeit (BKS)			m: 3–8 mm (1 h)
			    5–18 mm (2h)
			w: 6–11 mm (1h)
			    6–20 mm (2h)
				C

Calcium	9,2–10,5 mg/dl	× 0,25	2,3–2,63 mmol/l	S
	U: 4,02–4,99 mmol/l		U: 4,02–4,99 mmol/l	U
CA 15-3	< 28 U/ml			S
CA 19-9	< 37,5 U/ml			S
CA 72-4	< 6,7 U/ml			S
Carcino-embryonales Antigen (CEA)			2,5–10 µg/l	S
Chlorid	98–112 mmol/l		98–112 mmol/l	P/S
	U: 6–6,3 g/d		U: 169–178 mmol/d	U
Cholesterin, gesamt	120–200 mg/dl	× 0,026	3,1–5,2 mmol/l	P/S
Cholinesterase (CHE)	3000–8000 U/l			S
C3-Komplement	0,55–1,2 g/l	× 100	55–120 mg/dl	S
C4-Komplement	0,2–0,5 g/l	× 100	20–50 mg/dl	S
Coeruloplasmin	15–60 mg/dl		0,94–3,75 µmol/l	S
Cortisol (Basalwert zwischen 8 u. 9 Uhr)	10–25 µg/dl			
C-Peptid	0,37–1,2 nmol/l	× 2,975	1,1–3,6 µg/l	S
C-reaktives Protein (CRP)	< 0,005 g/l	× 100	< 0,5 mg/dl	P/S
Creatinin-Clearance	80–160 ml/min			
Creatinin	0,5–1,2 mg/dl	× 88,4	44–106 µmol/l	S
Creatinkinase (CK)	bis 80 U/l			P/S
Creatinkinase–Isoenzym MB (CK-MB)	< 10 U/l, max. 6% der Gesamt-CK			P/S
CYFRA 21-1	< 1,5 ng/ml			S
D-Dimer (Fibrinogen-Spaltprodukte)	< 250 ng/ml			E
Differentialblutbild:				
stabkernige Granulozyten	3–5%			
segmentkernige Granulozyten	50–70%			
eosinophile Granulozyten	2–4%			
basophile Granulozyten	0–1%			
Monozyten	2–6%			
Lymphozyten	2–6%			
	25–45%			
Eisen (Fe)	m: 80–150 µg/dl		m: 14,3–26,9 µmol/l	S
	w: 60–140 µg/dl		w: 10,7–25,1 µmol/l	
Eiweißelektrophorese:				S
Albumin	45–65%		36–50 g/l	
α$_1$-Globulin	2–5%		1–4 g/l	
α$_2$-Globulin	7–10%		5–9 g/l	
β-Globulin	9–12%		6–11 g/l	
γ-Globulin	12–20%		8–15 g/l	
Erythropoietin	6–21 U/l			S/P
Erythrozyten	m: 4,6–5,9 Mio./µl		m: 4,6–5,9 T/l	E
	w: 4,0–5,2 Mio./µl		w: 4,0–5,2 T/l	
Ferritin	30–200 µg/l		30–200 nmol/l	S
Fibrinogen	200–400 mg/dl	× 0,03	5,88–11,76 µmol/l	P
Fibrinogenspaltprodukte	< 5 µg/ml			S
Folsäure	3–15 ng/ml			P
Gesamteiweiß	6–8,4 g/dl	× 10	60–84 g/l	S
Glucose	70–100 mg/dl	× 0,056	3,89–5,55 mmol/l	B/P/S
γ-Glutamyl-Transferase (γ-GT)	m: 6–28 U/l			S
	w: 4–18 U/l			
Glutamat-Oxalacetat Transaminase (GOT) = Aspartat-Amino-Transferase (AST)	m: bis 18 U/l w: bis 15 U/l			S
Glutamat-Pyruvat-Transaminase (GPT) =	m: bis 22 U/l w: bis 17 U/l			S

Laborwerte	Referenzbereiche		
Laborparameter	**konventionelle Benennung**	**Umrechnungsfaktor**	**SI-Einheiten**
Alanin-Amino-Transferase (ALT)				E
glycosyliertes Hämoglobin	4–6 % des			
(HbA$_{1c}$)	Gesamthämoglobins			
Hämatokrit	m: 41–50 %	× 0,01	0,41–0,50	E
	w: 37–46 %		0,37–0,46	
Hämoglobin	m: 14–18 g/dl	× 0,62	m: 8,69–11,16 mmol/l	E
	w: 12–16 g/dl		w: 7,45–9,93 mmol/l	
Haptoglobin	20–204 mg/dl	× 0,01	0,2–2,04 g/l	S
Harnsäure	2,6–6,4 mg/dl	× 60	155–384 µmol/l	S
Harnstoff N	4,7–24 mg/dl	× 0,35	1,7–8,6 mmol/l	S
Harnstoff	10–55 mg/dl	× 0,17	1,7–9,3 mmol/l	S
HDL-Cholesterin	> 50 mg/dl	× 0,026	1,3 mmol/l	S
HCG:	Männer		< 5 U/l	S
	Frauen (nicht schwanger)		< 5 U/l	S
Homocystein	3–13 µmol/l (w), 5–15 µmol/l (m)			E
INR (International Normalized Ratio)				C
Insulin (nüchtern)	3–17 mU/l			S
Kalium	S: 3,5–5,0 mmol/l		S: 3,5–5,0 mmol/l	S
	U: 61–79 mmol/d		U: 61–79 mmol/d	U
Kupfer	m: 70–140 µg/dl	× 0,16	m: 11–22 µmol/l	S
	w: 85–155 µg/d		w: 13,4–24,4 µmol/l	
Lactat	< 2,4 mmol/l			
Lactat-Dehydrogenase (LDH)	140–290 U/l			S
LDL-Cholesterin	< 150 mg/dl	× 0,026	< 3,87 mmol/l	S
Leukozyten	4000–10000/µl		4–10 U/l	E
Lipase	30–180 U/l			S
Lipoprotein (a)	< 30 mg/dl			S
Liquorpunktion:				
Druck	15–25 cm H$_2$O (im Sitzen)			
	7–18 cm H$_2$O (im Liegen)			
Zellzahl	< 12/3 (< 4/µl)			
Protein	< 45 mg/dl			
Glucose	50–75 mg/dl			
Basisches Myelinprotein	0–4 µg/l			
orale Glucose-Belastung	60 min: 200 mg/dl	× 0,056	60 min: 11,1 mmol/l	B/S/P
(75 g Glucose oral)	120 min: 140 mg/dl		120 min: 7,8 mmol/l	
MCH = HbE (mittl. Hb-Gehalt	27–34 pg	× 0,062	1,67–2,1 mmol/l	E
des einzelnen Erythrozyten)				
MCHC (mittl. HB-Konz. der	30–36 g Hb/dl Ery	× 0,63	19–22 mmol/l	E
Erythrozyten)				
MCV (mittl. Erythrozytenvolumen)	80–100 µm³	× 1	80–100 fl	E
Myoglobin	< 76 ng/ml (w), < 92 ng/ml (m)			S
Natrium	135–150 mmol/l	× 1	135–150 mmol/l	S
	U: 120–220 mmol/d			
NSE (neuronspezifische Enolase)	< 16,5 µg/l			S
Osmolalität	280–300 mosm/kg		280–300 mosm/kg	S
Partielle Thromboplastinzeit (PTT)	23–35 sec			P
Phosphor, anorganisch	2,5–5 mg/dl	× 0,32	0,8–1,6 mmol/l	S
Plasmathrombinzeit (PTZ)	14–21 sec			P
Prolactin	< 15 ng/ml			S/P
	< 20 ng/ml bei Frauen in			
	der Lutealphase			
PSA (prostataspezifisches	0–4 ng/ml			S
Antigen)				
PTH	10–65 pg/ml			S
Retikulozyten	4–15 ‰		20000–75000/µl	E
Theophyllin	8–20 mg/l			S
Thromboplastinzeit (Quick-Test)	70–120 %			P
Thrombozytenzahl	150–350 × 10³/µl		150–350 U/L	E
Thyreotropin (TSH) und	basal: 0,3–3,5 mU/l			S
TRH-Test	30 min nach Injektion von			
	200 mg TRH:			
	Anstieg > 2,0 mU/l			
Thyroxin (T$_4$)	5–12 µg/dl		65–155 nmol/l	S
freies Thyroxin (FT$_4$)	1,0–2,3 ng/dl		13–30 pmol/l	S
Transferrinsättigung	15–45 %			S
Trijodthyronin (T$_3$)	90–200 ng/dl		1,38–3,10 nmol/l	S
TBG	16–27 mg/dl			S
Transferrin	200–400 mg/dl	× 0,01	2,0–4,0 g/l	S
Triglyceride	74–160 mg/dl	× 0,011	0,84–1,82 mmol/l	S
Troponin I	< 0,5 ng/ml			S
Troponin T	< 0,1 ng/ml			
Vitamin B$_{12}$	> 250 pg/ml		229–812 pmol/l	S
Vitamin D	700–3100 U/l			S

B = Vollblut	C = Zitratblut	E = EDTA-But	P = Plasma	U = Urin
m = männlich	w = weiblich			

Aus: Classen/Diehl/Kochsiek: Innere Medizin, 5. A. Urban & Fischer 2003

Pädiatrie

Anamnese

Eine Mutter kommt mit ihrem 16 Monate alten Kind in Ihre Ambulanz. Sie berichtet, dass es seit zwei Tagen einen Schnupfen und Fieber habe. Seit der letzten Nacht hätte sich der Zustand verschlechtert. Es habe jetzt einen harten Husten, sei heiser, und die Atmung sei angestrengt. Der Appetit sei schlecht. Der Impfstatus ist vollständig, bisher keine ernsten Vorerkrankungen.

Körperliche Untersuchung

T: 37,7 °C   RR: 90/58   AF: 18/min.   P: 105/min.

Das Kind ist agitiert und etwas tachypnoisch, wirkt aber nicht schwer krank. Gewicht und Größe sind altersentsprechend. Es besteht ein inspiratorischer Stridor, und bei der Rachen-inspektion fällt ein leichtes pharyngeales Erythem auf. Der Husten ist auffallend hart. Ein Ausschlag oder eine Lymphknotenschwellung besteht nicht. Die Untersuchung des Abdomen und der Extremitäten ist unauffällig. Es bestehen keine neurologischen Defizite.

Labor

Hb: 12 g/dl
Leukozyten: 10 000/μl
Harnstoff N: 14 mg/dl
Creatinin: 1 mg/dl
GOT: 17 U/l

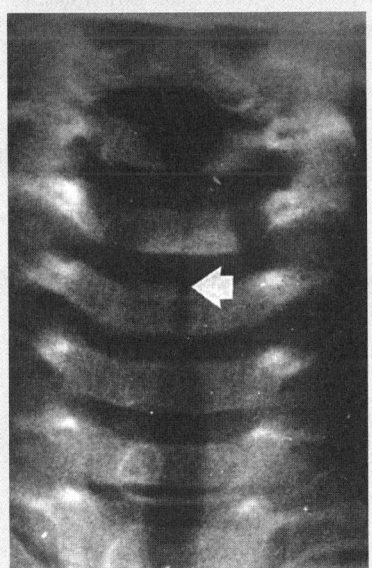

Abb. 1.1: Infektion der oberen Luftwege.
Aus: Grossman, M.: Upper airway infections. In: Grossman M./Dieckmann, R.A. (eds.): Pediatric Emergency Medicine, Philadelphia, Lippincott, 1991, pp 533–536; mit Genehmigung.

Pseudokrupp (subglottische Laryngitis, akute Laryngotracheitis)

Pathophysiologie

Der Pseudokrupp wird üblicherweise durch eine virale Infektion der oberen Luftwege verursacht. Verantwortlich sind meistens das **Parainfluenzavirus, Echoviren, Adenoviren, Coxsackieviren** oder seltener das **RSV** oder Influenzavirus. Ausgeprägte Entzündungen der **subglottischen Luftwege** (unterhalb der Stimmbänder) bedingen eine meist geringfügige Obstruktion der Luftwege, die jedoch für den **Stridor** und den **bellenden Husten** verantwortlich ist. Eine Erkrankungshäufung ist im Herbst und Winter zu beobachten. Die Kinder sind meist **zwischen 6 Monate und 3 Jahre alt**.

Diagnose und Therapie

Sehr typisch ist das **1- bis 2-jährige Kind** mit **grippalen Symptomen,** die nach 1–2 Tagen in eine **Heiserkeit** mit **bellendem Husten** und **inspiratorischem Stridor** übergehen. Die Erkrankung kann sehr unterschiedlich ausgeprägt sein. Bei der Untersuchung kann Fieber auffallen, Heiserkeit, bellender Husten und ein inspiratorischer Stridor. Bei akuten Verläufen kann die BGA eine Hypoxie aufweisen. Nur selten ist das CO_2 dabei erhöht. Ist dies der Fall, wäre jedoch eine Intubation zu erwägen. Das p.a.-Röntgenbild des Halses kann die primär **klinisch** gestellte Diagnose bestätigen.

Die Verengung der Atemwege und/oder die körperliche Erschöpfung durch die Atemarbeit können eine flache Atmung verursachen, eine Hypoxie und evtl. sogar eine Hyperkapnie. In diesem Fall oder bei auftretender **Zyanose,** zunehmendem **Stridor, interkostalen Einziehungen** oder **allgemeiner Erschöpfung** ist eine stationäre Behandlung notwendig. Die vorrangige Behandlung besteht in der **Inhalation von befeuchtetem, kaltem Sauerstoff** und evtl. zusätzlicher Inhalation von Adrenalin. **Kortikosteroide** rektal sind sinnvoll. Eine maschinelle Beatmung kann in den allermeisten Fällen vermieden werden. Antibiotika sind *nicht* indiziert.

Gut zu wissen

Sehr wichtig ist die **Differentialdiagnose** zur gefährlicheren **Epiglottitis.** Schwierig ist sie bei schweren Pseudokruppfällen. Im Zweifelsfall muss man von der sehr viel gefährlicheren Epiglottitis ausgehen und so behandeln.

Häufig wiederkehrende Kruppsymptome meistens in der Nacht und ohne Fieber werden als **spastischer Pseudokrupp** bezeichnet. Diese Fälle werden dem Formenkreis hyperreagibles Bronchialsystem/Allergie zugeordnet, auch wenn sie von einer viralen Infektion begleitet werden. Die Therapie beschränkt sich dabei auf Feuchtinhalationen und in Einzelfällen Inhalation von Adrenalin.

Tab. 1.1: Differentialdiagnose Pseudokrupp/Epiglottitis

	Pseudokrupp	Epiglottitis
Häufigkeit	häufiger	seltener
Alter	6 Monate – 3 Jahre	3–7 Jahre
Symptome	bellender Husten	kloßige Sprache
Zustand	meist nicht bedrohlich	bedrohlich
Krankheitsbeginn	mit Prodromi	ohne Prodromi

Pädiatrie

Anamnese

Eine Mutter kommt mit ihrem 4 Monate alten Jungen in Ihre Ambulanz, da er so „schwach und schlapp" sei. Die Mutter berichtet, dass das Problem schon etwas länger bestünde. Es habe mit einer Muskelschwäche und mit Fütterschwierigkeiten begonnen. Zusätzlich hat sie vor kurzem ein wiederkehrendes Zucken der Zunge bemerkt. Die Fragen nach Fieber, Erbrechen oder Kontakt zu kranken Kindern verneint sie. Bei genaueren Fragen nach der Ernährung stellt sich heraus, dass sie ihrem Kind gerne Honig gibt, damit er „so süß" bleibt. Bei einer Vorsorgeuntersuchung 3 Monate zuvor war das Kind gesund gewesen.

Körperliche Untersuchung

T: 36,9 °C   RR: 90/58   AF: 14/min.   P: 105/min.

Der Junge ist wach, aufgeweckt, zugewandt und wirkt nicht krank. Die Untersuchung der Zunge zeigt eine leichte Muskelatrophie und Muskelfaszikulieren. Die Fontanelle ist nicht erhaben. Die neurologische Untersuchung zeigt eine muskuläre Hypotonie, Schwäche und Hyporeflexie mit geringer Atrophie und Muskelfaszikulieren der oberen Extremitäten. Die Sensibilität ist intakt. Es gibt keine Hautauffälligkeiten, und die Auskultation der Lunge ist frei.

Labor/weitere Untersuchungen

Hb: 12 g/dl
Leukozyten: 10 000/µl
Creatinin: 0,5 mg/dl
GOT: 26 U/l
Nervenleitgeschwindigkeit: normal
Elektromyographie: Faszikulationen und Ruhefibrillationen

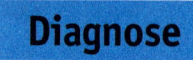 **Diagnose** # Spinale Muskelatrophie vom Typ Werdnig-Hoffmann

Pathophysiologie

Die Werdnig-Hoffmann-Erkrankung ist eine **autosomal-rezessiv** vererbte progressive **spinale Muskelatrophie.** Sie gehört zu einer Gruppe von Erkrankungen, die durch den progredienten **Verlust von α-Motoneuronen im Vorderhorn des Rückenmarks** und Verlust von motorischen Zellkernen im Gehirnstamm gekennzeichnet sind. Wichtig ist die Differentialdiagnose zum Säuglingsbotulismus.

Diagnose und Therapie

Die Symptome beginnen **schleichend** zwischen der Geburt und dem Alter von 6 Monaten. Die klassischen Beschwerden sind ein **„schlaffes Baby",** allgemeine Schwäche und **Fütterschwierigkeiten.**
Bei der körperlichen Untersuchung wirken die Kinder typischerweise sehr **aufmerksam und klug,** da sie die Kraft, die sie nicht in ihre motorische Entwicklung stecken können, in die geistige Entwicklung stecken. Ihre Intelligenz ist normal. Die Dysfunktion der spinalen Motoneuronen zeigt sich in **Muskelschwäche, Hypo- bis Areflexie** und **Faszikulationen.** Die Sensibilität ist nicht beeinträchtigt. Fieber oder andere akute Symptome treten nicht auf. Die **Creatininkinase** kann leicht **erhöht** sein. Die Elektromyographie zeigt typischerweise **Faszikulationen** und **Ruhefibrillationen** als Zeichen der Denervation. Die Nervenleitgeschwindigkeit hingegen ist normal.
Mittels eines DNA-Tests wird die Diagnose bestätigt, er kann auch pränatal eingesetzt werden. Bisher gibt es keine kurative Therapie, und die Kinder **sterben** meist **vor** ihrem **2. Lebensjahr** an der respiratorischen Insuffizienz. Bei milderen Verlaufsformen können die Symptome auch erst später auftreten, und die Lebenserwartung ist dann unterschiedlich.

Gut zu wissen

Eine wichtige **Differentialdiagnose** ist der **Säuglingsbotulismus:** Eine lebensgefährliche Erkrankung, die durch die **Sporen von Clostridium botulinum** hervorgerufen werden kann. Die Sporen keimen im Darm, vermehren sich und bilden Botulinustoxin. Die Sporen kommen im Erdboden und in Nahrungsmitteln (**Bienenhonig!**) vor. Die erkrankten Säuglinge sind meist unter einem Jahr alt. Sie erscheinen auch schlapp, und es kommt zu Fütterschwierigkeiten. Die **Symptome** beim Säuglingsbotulismus treten jedoch **plötzlich** auf, nicht schleichend, und es kommt zu keinen Faszikulationen und nicht zur Muskelatrophie. Meist beginnt die Erkrankung mit einer Obstipation, es folgt **Somnolenz mit Muskelhypotonie.** Die Säuglinge verlieren die Kopfkontrolle, haben **Schluckstörungen, Stimmbandlähmungen, Ptosis** und **fehlende Pupillenreaktionen.** Meist bilden sich die Symptome innerhalb von Wochen restlos zurück.
Muskelhypotonie kann auch durch Sepsis, Hypothyreose und Myasthenia gravis verursacht sein.

Pädiatrie

Anamnese

Ein 6-jähriger Junge kommt mit einem Ausschlag im Gesicht zu Ihnen. Seine Mutter erzählt, dass er sich vor einer Woche genau dort mit einer Papierkante geschnitten habe und 5 Tage später dort ein Ausschlag aufgetaucht sei. Die roten Pickel hätten sich zunächst in Bläschen verwandelt und seien dann verkrustet. Das Kind besucht eine Kindertagesstätte, und die Mutter meint, bei einem anderen Kind einen ähnlichen Ausschlag gesehen zu haben. Der Junge sei sonst gesund, normal entwickelt, nehme keine Medikamente ein, und es seien keine Allergien bekannt.

Körperliche Untersuchung

T: 37,7 °C   RR: 104/60   AF: 14/min.   P: 88/min.

Das Kind ist wach und ansprechbar. Die Größe und das Gewicht sind normal für das Alter. Die Untersuchung des Gesichts zeigt einen gelblichen, erhabenen und gut abgrenzbaren Ausschlag am linken Mundwinkel. Der Ausschlag ist verkrustet und sieht aus wie aufgeklebt. Es ist keine andere Körperpartie betroffen. Die Racheninspektion ist unauffällig, Lymphknotenschwellungen werden nicht bemerkt. Die weitere körperliche Untersuchung zeigt keine Auffälligkeiten.

Labor

Hb: 12 g/dl
Leukozyten: 13 100/μl
Creatinin: 0,5 mg/dl

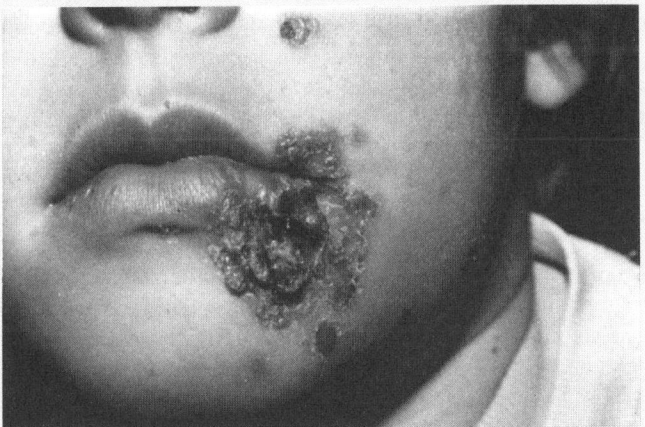

Abb. 3.1: Bakterielle Infektion.
Aus: Fitzpatrick, J. E.: Bacterial infections. In: Fitzpatrick, J. E./Aeling, J. L. (eds.): Dermatology Secrets, 2nd edition. Philadelphia, Hanley & Belfus, Inc. 2001; mit Genehmigung.

Die Abbildung zeigt das klassische Bild einer Impetigo nach Aufbrechen der Bläschen mit Verkrustungen, Erhabenheit und dem Anschein von „Aufgeklebt-Sein".

Pathophysiologie

Impetigo ist eine akute, oberflächliche Hautinfektion, verursacht durch **Staphylococcus aureus** und/oder **Streptokokken der Gruppe A** (z.B. S. pyogenes). Sie ist **ansteckend** und wird häufig durch Kratzen an der Haut verbreitet. Verletzungen an der Haut erhöhen die Gefahr einer Infektion.

Diagnose und Therapie

Die Erkrankung trifft meist Kinder, obwohl Erwachsene auch betroffen sein können. Das hauptsächliche Symptom, das von den Kindern oder Eltern beschrieben wird, ist der Ausschlag. Meistens wird in der Anamnese von einer **Hautverletzung** berichtet (z.B. Schnitt, Trauma, Insektenstich oder „Krätze" (Skabies ist eine Milbenerkrankung der Haut), dies ist jedoch für die Diagnose nicht entscheidend. **Schlechtere hygienische Standards** erhöhen das Risiko. Außerdem ist eine **Ansteckung** durch andere Kinder möglich.

Der Ausschlag beginnt meist **makulopapulös,** ist häufig im **Gesicht** lokalisiert, aber auch andere Körperpartien können betroffen sein. Die Papeln werden zu **dünnwandigen Bläschen, Pusteln** oder **Bullae,** die schnell **rupturieren** und den klassischen **honiggelben Ausschlag** hinterlassen. Häufig kommt es zur **Verkrustung.** Der Ausschlag ist **gut abgrenzbar** und sieht wie „aufgeklebt" aus. Bis auf erhöhte Temperatur sind allgemeine Krankheitssymptome normalerweise nicht zu erwarten. Die **Diagnose** wird meist **klinisch** gestellt, und eine Kultur muss häufig nicht angelegt werden.

Die **Therapie** besteht in der oralen Gabe von **Antibiotika,** die möglichst gegen Staphylokokken **und** Streptokokken wirksam sind. Meist wird ein **Cephalosporin** der ersten Generation eingesetzt, oder ein staphylokokkenwirksames Penicillin. Die lokale Behandlung mit antimikrobiellen Externa ist in leichteren Fällen möglich. Um eine Ansteckung von anderen Kindern zu verhindern, ist eine Isolation für ein oder zwei Tage nach Behandlungsbeginn sinnvoll.

Gut zu wissen

Eine Folge der Impetigo und anderer Hautinfektionen durch Streptokokken ist die **Poststreptokokken-Glomerulonephritis,** die für einzelne Streptokokkenstämme typisch ist. Die Symptome der Niereninsuffizienz treten meist 1–3 Wochen nach Infektion auf. Das rheumatische Fieber hingegen tritt nicht nach einer Hautinfektion durch Streptokokken auf, sondern nach einer durch Streptokokken verursachten Racheninfektion. Diese kann jedoch auch eine Glomerulonephritis nach sich ziehen.

Pädiatrie

Anamnese

Es kommt ein Ihnen unbekannter 6-jähriger Junge wegen Schwierigkeiten in der Schule. Die Lehrerin des Jungen meint, er solle auf Lernschwäche geprüft werden, da er in der Schule nicht mitkäme. Die Eltern geben zu, dass ihr Sohn „langsamer" sei als ihre anderen beiden Kinder, aber sie hätten bisher geglaubt, dass er ein Spätentwickler sei. Die Schwangerschaft und Geburt waren unkompliziert. Die Eltern beschreiben ihr Kind als glücklich und gesund, die Krankengeschichte ist bisher unauffällig. Sie erzählen jedoch, dass der bisher zuständige Kinderarzt ihnen vorgeschlagen hat, den Sohn auf eine Entwicklungsverzögerung hin zu prüfen, sie aber keinen Druck auf ihr Kind ausüben wollten. Die Eltern wissen von keinen Fällen von Lernschwierigkeiten bei ihren Verwandten.

Körperliche Untersuchung

T: 36,7 °C   RR: 102/62   AF: 14/min.   P: 86/min.

Das Kind ist lebhaft und verspielt. Die Größe und das Gewicht sind normal für das Alter. Seine motorischen Fähigkeiten sind altersentsprechend, auch wenn er Schwierigkeiten hat, komplexeren Aufforderungen zu folgen und die verbale Ausdrucksweise für sein Alter schwach erscheint. Die körperliche Untersuchung zeigt keine Auffälligkeiten. Sie schlagen einen Intelligenztest vor, dem die Eltern zustimmen.

Labor/weitere Untersuchungen

Hb: 12 g/dl
Leukozyten: 9100/µl
Creatinin: 0,5 mg/dl
TSH: 2,2 µU/ml
Ein Standard-IQ-Test stellt bei dem Jungen den mentalen Entwicklungsstand eines 4-Jährigen fest.

Diagnose Mentale Retardierung

Der IQ-Test zeigt einen IQ von 66, errechnet durch die Formel:

$$\frac{mentales\ Alter}{tatsächliches\ Alter} \times 100$$

Pathophysiologie

Die meisten Fälle mentaler Retardierung (~ **85 %**) sind mit einem IQ zwischen 55 und 70 wie in diesem Fall als **mild** und **idiopathisch.** Die Inzidenz ist bei **Jungen** größer, und die mentale Retardierung ist häufiger bei einem **niedrigen sozioökonomischen Status** anzutreffen. In den Fällen, in denen eine Ursache gefunden werden kann, ist die **Trisomie 21** die häufigste Ursache, während die **fetale Alkoholembryopathie** die häufigste vermeidbare Ursache ist. Andere Ursachen sind das Fragile-X-Syndrom bei Jungen, die infantile Zerebralparese, Infektionen (TORCH), toxische Ursachen, zerebrale Entwicklungsstörungen, Chromosomenanomalien und Stoffwechselerkrankungen. (Memo: TORCH = **T**oxoplasmose, **O**thers, **R**öteln, **C**ytomegalie, **H**erpes simplex).

Diagnose und Therapie

Immer wenn es um Entwicklungsverzögerung geht, ist es besser, einen **Verlauf** der Auffälligkeiten zu beurteilen, als eine einzelne Messung. Wichtig ist es, daran zu denken, dass man bei Frühgeborenen in den ersten 1–2 Lebensjahren das chronologische Alter auf das Reifealter korrigiert berechnet (z. B.: Wenn ein Kind drei Monate zu früh kommt und mit 9 Monaten untersucht wird, muss es nur wie ein 6 Monate alter Säugling agieren). Eine **organische Ursache** der Retardierung wird sehr viel **häufiger bei** den **mittleren** (IQ 35–55) und **schweren Fällen** (IQ < 35) einer Retardierung zu finden sein. Die mentale Retardierung muss abgegrenzt werden von Lernbehinderungen (z. B. Lese-Rechtschreib-Schwäche etc.).
Die **Diagnose** wird mit der **Familienanamnese, Krankengeschichte,** körperlichen Untersuchung und Entwicklungstests gestellt. Bei **mittelschweren und schweren Fällen** wird eine **Chromosomenanalyse** durchgeführt und ein MRT des Gehirns gemacht. Bei leichten Fällen macht man das nur bei positiver Familienanamnese oder körperlichen Auffälligkeiten.
Bei Schulschwierigkeiten sollte man immer auch an **seltenere Ursachen** wie Schwerhörigkeit, Weit- oder Kurzsichtigkeit, Missbrauch/Vernachlässigung, Aufmerksamkeitsdefizitsyndrom, Hypothyreose und psychische Erkrankungen denken. Es sollte außerdem eine Bleiintoxikation ausgeschlossen werden.
Man sollte gegenüber Kindern wie Eltern sehr auf die Formulierung in Bezug auf die Erkrankung achten. Die meisten Kliniken bieten Unterstützung für die richtige Schulwahl an und spezielle Elternsprechstunden.

Gut zu wissen

Fragiles-X-Syndrom (Martin-Bell-Syndrom): Jungen (x-chromosomal-rezessiv vererbt, wobei die Mädchen als Träger leichte Verhaltensauffälligkeiten und Intelligenzverminderung zeigen können) mit vergrößerten Hoden und typischen Gesichtszügen (langes Gesicht, prominenter Kiefer, große abstehende Ohren).

Anamnese

Ein 5 Tage altes Mädchen wird von den Eltern in Ihre Ambulanz gebracht, da sie viel erbreche, schlecht trinke und lethargisch sei. Das Kind wurde zu Hause geboren und bis jetzt nicht ärztlich untersucht. Die ersten zwei Tage sei sie unauffällig gewesen und hätte dann angefangen, die Brust zu verweigern. Am dritten Tag habe sie zu erbrechen begonnen, und sie sei in den letzten 24 h lethargisch geworden. Die Eltern berichten, dass weder die Schwangerschaft noch die Geburt problematisch gewesen sei. Die Eltern haben noch ein gesundes Kind. Die Eltern wünschen, dass Sie den Genitalbereich untersuchen, um nachzusehen, „ob alles o.k. ist".

Körperliche Untersuchung

T: 37,6 °C   RR: 60/36   AF: 38/min.   P: 162/min.
Der Säugling ist tachypnoisch, tachykard, sehr lethargisch und stark dehydriert mit eingesunkener Fontanelle und einem verminderten Hautturgor. Sie bemerken leichte Hyperpigmentation in den Hautfalten, aber sonst keine Hautauffälligkeiten. Kopf und Hals sind unauffällig. Die Auskultation der Lunge ist frei. Bis auf die Lethargie ist die neurologische Untersuchung ohne pathologischen Befund. Bei der Untersuchung des Genitalbereichs sehen Sie den unten abgebildeten Befund.

Labor

Hb: 22 mg/dl
Leukozyten: 9000/µl
Na: 124 mmol/l
K: 7,8 mmol/l
Creatinin: 1,2 mg/dl
Harnstoff N: 32 mg/dl
Glucose: 24 mg/dl
BGA (CO_2): 22 mmHg
17-Hydroxyprogesteron: erhöht

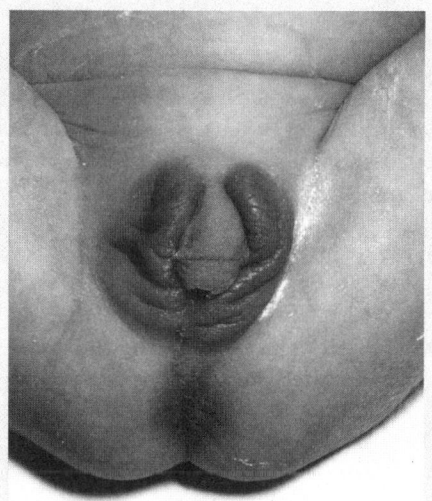

Abb. 5.1: Genitale eines 5 Tage alten Säuglings.
Aus: Kay, R.: Ambiguous genitalia. In: Resnick, M.I./
Novick, A.C. (eds.): Urology Secrets, 2nd edition.
Philadelphia, Hanley & Belfus, Inc., 1999; mit Genehmigung.

Diagnose   Adrenogenitales Syndrom (AGS)

Pathophysiologie

Das **AGS** umfasst eine Gruppe von Enzymdefekten, die verschiedene Formen der Nebenniereninsuffizienz verursachen. Die **Kortisolsynthese** ist **vermindert,** die **ACTH-Produktion vermehrt** und die **Nebennierenrinde hyperplastisch.** Alle Formen werden autosomal-rezessiv vererbt. Der **Defekt der 21-Hydroxylase** ist der wichtigste Defekt, da er 90–95 % der AGS-Fälle ausmacht. Nur diese Form der Erkrankung verursacht die neonatale Form des AGS. Der Defekt von 21-Hydroxylase führt zur verringerten oder **fehlenden Kortisol- und Aldosteronproduktion,** und die Vorstufen zu diesen Hormonen werden zur Sexualhormonproduktion verwandt. Die **Testosteronproduktion** ist stark **gesteigert,** so dass es bei **Mädchen** zur **Virilisierung des Genitale** kommt, und bei **Jungen** zu einer **Pseudopubertas praecox.** Wegen der Nebennierenrindeninsuffizienz ist nicht nur der ACTH-Spiegel erhöht, sondern es kann zur vermehrten Bildung von Melanozyten-stimulierendem Hormon und damit zur **Hyperpigmentierung der Haut** kommen.

Diagnose und Therapie

Bei Mädchen kann die Diagnose durch das **auffällige Genitale** relativ einfach gestellt werden, während bei Jungen das Genitale meist normal ist. Bei ausgeprägtem Defekt der 21-Hydroxylase fallen die Kinder meist sofort nach der Geburt oder einige Tage später (die mütterlichen Steroide, die die Plazenta passieren, können den Defekt vorerst verdecken) durch **schlechtes Trinken, Erbrechen, Dehydratation, Hypotension** und **Schock** auf. Außerdem zeigen sich teilweise **Hyperpigmentationen** in den Hautfalten.

Im Labor fällt meist eine **Hyponatriämie, Hyperkaliämie, Hypoglykämie** und eine **metabolische Azidose** (niedriges CO_2 und/oder ein niedriger pH) auf. Der 17-Hydroxyprogesteron- und der Testosteron-Spiegel sind erhöht.

Die **Therapie** besteht aus sofortiger **intravenöser Flüssigkeitsgabe** und **Kortikosteroiden** (meist Hydrokortison), um den Tod zu verhindern. Ein Kortisolspiegel sollte abgenommen werden, aber das darf nicht die erste Maßnahme sein und sollte lebenserhaltende Maßnahmen nicht verzögern, wenn es dem Kind schlecht geht.

Bei milderen Formen können die Symptome auch erst in späterer Kindheit auftreten.

Gut zu wissen

Auffälliges Genitale plus Hypotonie = Defekt der 21-Hydroxylase.

Wenn Sie bei einer Untersuchung ein auffälliges Genitale sehen, sagen Sie nie den Eltern das Geschlecht, bevor Sie nicht die Krankheit sicher diagnostiziert haben. **Andere Ursachen** für ein **auffälliges Genitale:** Defekt der α-5-Reduktase, Testosteron-Defekt oder Nichtansprechen auf Testosteron aus vielerlei Ursachen bei Jungen und sehr selten ein echter Hermaphroditismus (dabei sind männliche und weibliche gonadale Anlagen vorhanden).

Pädiatrie

Anamnese

Eine Mutter bringt ihren 3 Tage alten Säugling in Ihre Ambulanz, da das Kind „so gelb werde". Das Kind ist in der 39. Woche geboren worden, und weder Schwangerschaft noch Geburt waren kompliziert. Gestern bemerkte die Mutter erstmals, dass die Haut und das Weiß der Augen leicht gelblich würden, was bei Geburt nicht war, und es würde immer deutlicher. Das Kind wird gestillt und trinkt gut. Andere Probleme gibt es nicht. Die Untersuchung des Kindes nach Geburt war unauffällig. Die Familienanamnese in Bezug auf Gelbsucht, Lebererkrankungen oder hämatologische Erkrankungen ist leer.

Körperliche Untersuchung

T: 36,5 °C   RR: 90/58   AF: 16/min.   P: 118/min.
Der Säugling ist wach, ansprechbar und ruhig. Sie sehen einen Sklerenikterus und eine gelbe Hautfarbe. Ansonsten ist die Untersuchung des Kopfes und Halses unauffällig. Die Auskultation der Lunge ist frei. Die Magen-Darm-Geräusche sind normal, das Abdomen ist weich. Die neurologische Untersuchung ist ohne pathologischen Befund.

Labor

Hb: 16 g/dl
Leukozyten: 4000/μl
Peripherer Blutausstrich: unauffällig
Na: 137 mmol/l
K: 4,1 mmol/l
Creatinin: 0,6 mg/dl
Bilirubin ges.: 7,0 mg/dl
Bilirubin indirekt: 6,6 mg/dl
GOT: 30 U/l
GPT: 15 U/l

Physiologische Hyperbilirubinämie des Neugeborenen (Neugeborenenikterus)

Pathophysiologie

Die metabolische Unreife der Leber und andere physiologische Veränderungen bei Geburt verursachen **Hyperbilirubinämien** bei **50 %** der reifen Neugeborenen (bei Frühgeborenen ist der Prozentsatz noch höher), sind aber meist als physiologisch anzusehen. Bei reifen Neugeborenen sollte das **Bilirubin < 12 mg/dl** betragen, höchster Bilirubinspiegel an Tag 2–4, und nach 2 Wochen wieder normal sein. Bei Frühgeborenen sollte das Bilirubin < **15 mg/dl** betragen, höchster Spiegel an Tag 3–5, und nach 3 Wochen wieder normal sein. Verschiedene Umstände können die neonatale Hyperbilirubinämie verursachen oder verstärken, z. B. **Frühgeburt, Stillen, Krankheiten, Hämolyse, metabolische Fehlfunktionen, Gallengangsatresie** und **Medikamente** (man sollte z. B. Sulfonamide bei Neugeborenen vermeiden). Die Hauptkomplikation der Hyperbilirubinämie bei Neugeborenen ist der **Kernikterus** bzw. die Ablagerung von unkonjugiertem Bilirubin im Gehirn und damit die Gefahr von **neurologischen Ausfällen** (Lethargie, Muskelhypotonie, Enzephalopathie) und Tod.

Diagnose und Therapie

Die Hauptaufgabe besteht darin, zu entscheiden, ob eine Behandlung indiziert ist oder nicht. Der **Ikterus** tritt meist **24–48 Stunden nach Geburt** auf. Jeder Ikterus, der schon bei Geburt besteht, ist pathologisch und bedarf einer weiteren Diagnostik. Immer wenn ein Ikterus vorhanden ist, sollte man das **Bilirubin bestimmen** (total, unkonjugiert und konjugiert). Das **konjugierte Bilirubin** sollte **weniger als 20 %** des Gesamtbilirubins ausmachen, sonst ist eine weitere Abklärung notwendig. Wenn das **Gesamtbilirubin < 10–12 mg/dl** liegt und der konjugierte Anteil < 20 % davon, sind nur weitere Kontrollen notwendig, um zu prüfen, ob der Spiegel weiter sinkt. Wenn der Spiegel > 10–12 mg/dl liegt, sollte eine genauere Beobachtung stattfinden.

Bei zu hohen Bilirubinspiegeln wird zwischen den indirekten und direkten Hyperbilirubinämien unterschieden. **Indirekte Hyperbilirubinämien** (unkonjugiertes Bilirubin ↑) sind viel **häufiger** und haben als Ursache Frühgeburt und **hämolytische Erkrankungen** (Hb und Blutausstrich!), **Krankheiten** (z. B. Infektionen, Hypothyreose), **Stillen** (s. u.) oder das **Gilbert-Meulengracht-** oder **Crigler-Najjar-Syndrom**.

Die **direkte Hyperbilirubinämie** (konjugiertes Bilirubin ↑) ist **selten**, aber ist häufig verursacht durch eine neonatale oder andersartige **Hepatitis, Gallengangsatresie** oder **metabolische Störung** (zystische Fibrose).

Wenn das **indirekte Bilirubin steigt** oder das **Gesamtbilirubin > 20 mg/dl** liegt, sollte eine **Phototherapie** erfolgen, die das Bilirubin in wasserlösliche und damit über die Niere ausscheidbare Formen umwandeln kann, so dass ein Kernikterus vermieden werden kann. Sie ist effektiv unabhängig von der zugrunde liegenden Krankheit. Eine **Austauschtransfusion** ist die letzte Möglichkeit.

Gut zu wissen

Der **Muttermilchikterus** wird durch das Stillen verursacht (man weiß nicht, warum Stillkinder einen höheren Bilirubinspiegel haben. Vermutlich wird die Glukuronidierung durch einen in der Muttermilch vorhandenen Inhibitor gehemmt und die intestinale Bilirubinaufnahme durch eine Glukuronidase gefördert) und entsteht **1–3 Wochen nach Geburt** (wichtiger Punkt der Differentialdiagnose!). Eine kurze Unterbrechung des Stillens ist meist nicht notwendig, wenn der Säugling genug trinkt und viel am Licht liegt. Nur wenn der Bilirubinspiegel > 20 mg/dl liegt, sollte eine Phototherapie erfolgen.

Pädiatrie

Anamnese

Sie werden zu einem reifen, männlichen Neugeborenen gerufen, der direkt nach der vaginalen Entbindung ateminsuffizient wurde. Die Mutter ist pränatal nicht behandelt worden und kam mit dem Rettungswagen wegen der anstehenden Geburt in die Klinik. Bei der Geburt fiel kein vorzeitiger Mekoniumabgang auf. Die Mutter hat keine Krankheiten und berichtet von einer normalen Schwangerschaft.

Körperliche Untersuchung

T: 36,0 °C   RR: 90/60   AF: 28/min.   P: 160/min.
Der Säugling ist tachypnoisch. Die Untersuchung des Kopfes und Halses ist unauffällig. Der Säugling ist tachykard, die Auskultation der Lunge ist rechts frei, während links keine Atemgeräusche zu hören sind, dafür aber glucksende Töne, ähnlich normalen Darmgeräuschen. Das Abdomen ist eingesunken und weich. Die neurologische Untersuchung ist ohne pathologischen Befund. Es gibt keine Hautveränderungen oder sonstige Auffälligkeiten.

Labor/weitere Untersuchungen

Hb: 20 g/dl
Leukozyten: 8800/µl
Na: 137 mmol/l
K: 4,0 mmol/l
Creatinin: 0,6 mg/dl
Glucose: 64 mg/dl
BGA: pH: 7,15
pO_2: 30 mmHg
Röntgen-Thorax: s. Abb. 7.1

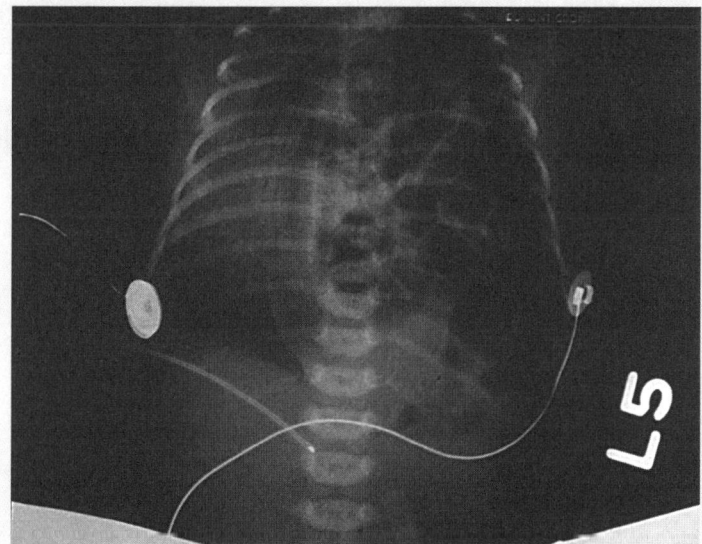

Abb. 7.1: Röntgen-Thorax p.a. eines Neugeborenen.

Das Röntgen-Thorax-Bild zeigt Darmschlingen im linken Hemithorax.

Pathophysiologie

Die pränatale Entwicklung des Zwerchfells ist sehr komplex. Bei Fehlern in der Entwicklung kann es zur Zwerchfellhernie mit Verlagerung von abdominellen Inhalten in den Thoraxraum kommen (**Darmschlingen mit oder ohne andere Bauchorgane**). In **85–90 %** der Fälle liegt die **Hernie links posterolateral (Bochdalek-Hernie)**. Es kommt schon im Uterus zur Verlagerung der Bauchorgane in den Thoraxraum und damit zur **Kompression der Lunge** auf der betroffenen Seite. Die Lunge kann sich nicht richtig entwickeln, es kommt nach der Geburt zu Lungenhypoplasie und Ateminsuffizienz. Das Ausmaß der Lungenhypoplasie bestimmt meistens die Prognose.

Diagnose und Therapie

In den meisten Fällen haben die Patienten **direkt nach der Geburt Atemprobleme,** die von leicht bis schwer reichen können. Die Schwere der Störung ist meist abhängig von der Defektgröße, von der Menge an verlagertem Material und dem Zeitpunkt, wann der Defekt im Uterus entstanden ist (größere Defekte und früher Eintritt verursachen größere Lungenstörungen). Eine zusätzliche **Verschlimmerung** kann durch die **ersten tiefen Atemzüge** nach der Geburt entstehen, da sich die **intrathorakalen Darmschlingen mit Luft füllen** und ausdehnen.

Die körperliche Untersuchung zeigt die **angestrengte Atmung**, die **fehlenden Atemgeräusche** auf einer Lungenseite und die dafür **hörbaren Darmgeräusche** auf der entsprechenden Seite. Das **Abdomen** ist **eingesunken. Hypoxie** und **Azidose** können leicht- bis schwergradig auftreten. Das **Röntgenbild** zeigt klassischerweise **keine Zwerchfellkuppel** auf der betroffenen Seite (meist links), **Darmschlingen** auf der gleichen Seite und eine **Verdrängung des Mediastinums** und des **Herzens** auf die Gegenseite.

Die **Therapie** besteht vorerst in der **Unterstützung der Atmung,** was häufig eine **Intubation** erfordert, und im Legen einer Magensonde, um die Darmschlingen zu entlasten. Eine extrakorporale Membranoxygenierung (ECMO) kann in Extremfällen zur Lebenserhaltung notwendig sein, wenn die pulmonale Hypertension (persistierende fetale Zirkulation) durch die Hernie sehr ausgeprägt ist. Eine **Operation** ist die einzige Möglichkeit, die Organe zurückzuverlegen und den Defekt zu verschließen. Die Überlebensrate bei sofortiger Intensivtherapie liegt bei 80 %.

Gut zu wissen

Eine pränatale Diagnose ist durch den Ultraschall in vielen Fällen möglich.
Es kann durch diese Fehlbildung zur Entwicklung eines **Polyhydramnions** kommen.

Pädiatrie

Anamnese

Ein 3-jähriges Mädchen wird von ihrer Mutter wegen Bauchschmerzen und häufigem und schmerzendem Wasserlassen in Ihre Ambulanz gebracht. Die Mutter berichtet, dass die Symptome vor drei Tagen schleichend begannen und seitdem immer schlimmer wurden. Eigentlich sei ihre Tochter trocken, aber in den letzten Tagen habe sie immer wieder eingenässt. Der Urin rieche streng. Andere Symptome wie Fieber oder Erbrechen seien nicht aufgetreten. Die bisherige Krankengeschichte ist leer, Medikamente nehme sie keine ein.

Körperliche Untersuchung

T: 36,7 °C   RR: 96/60   AF: 16/min.   P: 84/min.
Das Mädchen wirkt nicht schwer krank. Die Untersuchung des Kopfes und Halses sowie die Auskultation der Lunge sind unauffällig. Das Abdomen ist weich, aber es besteht suprapubisch eine Abwehrspannung. Die Darmgeräusche sind normal. Kein Klopfschmerz im Nierenlager. Die neurologische Untersuchung ist ohne pathologischen Befund. Die Untersuchung des Genitale und die rektale Untersuchung zeigen keine Auffälligkeiten.

Labor

Hb: 12 mg/dl
Leukozyten: 10 800/μl
Na: 137 mmol/l
K: 4,0 mmol/l
Creatinin: 0,6 mg/dl
Amylase: 20 U/l
Urinstatus: Bakterien: +++, Leukozyten: ++, Nitrit: positiv
Urinkultur: abgenommen

Diagnose Harnwegsinfektion (HWI)

Pathophysiologie

Die Pathogenese entspricht derjenigen eines HWI bei Erwachsenen, da meist eine **aufsteigende Infektion** der Urethra schuld ist (eine hämatogene Keimausbreitung zum Harnwegstrakt ist selten). Dennoch sind kindliche Harnwegsinfekte häufiger mit **Fehlbildungen des Harntrakts** assoziiert. Der häufigste Erreger ist E. coli (>75 % der Fälle). HWI werden eingeteilt in untere (Urethritis und Zystitis) und obere Infekte (Pyelonephritis).

Diagnose und Therapie

Die klassischen Symptome der Erwachsenen mit einem HWI wie **Dysurie, häufiges Urinieren, Harndrang** und **Bauchschmerzen** oder **tiefe Rückenschmerzen** sieht man eher bei älteren Schulkindern. Typisch bei jüngeren Kindern ist das **Einnässen,** obwohl sie eigentlich trocken sind. Der **Urin riecht** häufig **streng** oder **faulig. Fieber** wie auch **Erbrechen** und andere systemische Symptome sind eher typisch für obere HWI. Bei **Kleinkindern** sind alle Symptome viel **unspezifischer** (Erbrechen, Inappetenz, Gedeihstörungen). Die körperliche Untersuchung ist häufig unauffällig, außer einer möglichen **suprapubischen Abwehrspannung** bei Zystitis. Ein **klopfschmerzhaftes Nierenlager** und **Schüttelfrost** sind typisch für eine Pyelonephritis. Bei schweren Fällen kann es zur Sepsis kommen.

Der Goldstandard der Diagnostik ist das Anlegen einer **Urinkultur** mit einem sauberen Mittelstrahlurin bei älteren Kindern oder einem Katheterurin durch Einmalkatheterisierung bzw. Blasenpunktionsurin bei kleinen Kindern. Eine Therapie sollte jedoch nach Abnehmen der Kultur schon auf Grund einer positiven **Urinanalyse (Bakterien-** und **Leukozytennachweis, positives Nitrit)** eingeleitet werden. Ambulant wird bei unkomplizierten unteren HWI häufig wegen des zu erwartenden Erregerspektrums Amoxicillin mit Clavulansäure, Trimethoprim-Sulfomethoxazol (Cotrimoxazol) oder ein Cephalosporin der ersten oder zweiten Generation eingesetzt. Bei Pyelonephritis werden Cephalosporine der dritten Generation oder Breitspektrumantibiotika gegeben.

Nach der Therapie sollte bei Kindern nach einer möglichen Ursache in Bezug auf Harnwegsfehlbildungen gesucht werden. Es besteht die Regel, **alle Säuglinge** mit HWI, alle **Jungen unter einem Jahr** mit einem **ersten HWI** und alle **Mädchen** mit einem **zweiten HWI** weiterer Diagnostik zuzuführen. Ein **Ultraschall** der Niere und Blase wie auch ein **Miktionszystourethrogramm** (MCU) sind sinnvoll. Die häufigste Ursache ist der **vesikoureterale Reflux,** der von harmlos bis sehr ausgeprägt reichen kann. Die ausgeprägten Fälle müssen teilweise operiert werden. Bei Jungen können auch **posteriore Urethralklappen** die Ursache sein (bei Mädchen werden diese nicht beobachtet). Diese Fehlbildung muss **operiert** werden.

Gut zu wissen

Ab einem bestimmten Grad von vesikoureteralem Reflux und wiederkehrenden HWI werden häufig Antibiotika zur Reinfektionsprophylaxe verabreicht.

Anamnese

Eine Mutter bringt ihren 9 Monate alten Sohn, da „das linke Auge nicht so richtig will". Sie berichtet, dass das linke Auge schon seit ca. 4 Monaten nach innen schielt. Eine Freundin von ihr meinte, das ginge von alleine weg, und deshalb hat sie bisher noch keinen medizinischen Rat eingeholt. Sonst gedeiht das Kind gut und ist gesund. Die Familienanamnese ist leer in Bezug auf Sehstörungen.

Körperliche Untersuchung

T: 36,9 °C   RR: 90/60   AF: 16/min.   P: 88/min.
Das Kind ist wach und ansprechbar und wirkt unbeeinträchtigt. Die Größe und das Gewicht liegen auf der 50. Perzentile. Das linke Auge ist nach medial gerichtet, wenn der Junge geradeaus guckt (s. Abb. 9.1). Während Sie verschiedene Objekte vor seinen Augen hin und her bewegen, verfolgt und fixiert er diese nur mit dem rechten Auge. Das Abdecken des linken Auges scheint ihn nicht zu stören, aber sobald Sie das rechte Auge abdecken, wird er sehr unruhig und ungehalten. Die Pupillen sind gleich groß und reagieren beide adäquat. Die Augenhintergrundspiegelung ist unauffällig.

Labor

Hb: 12 g/dl

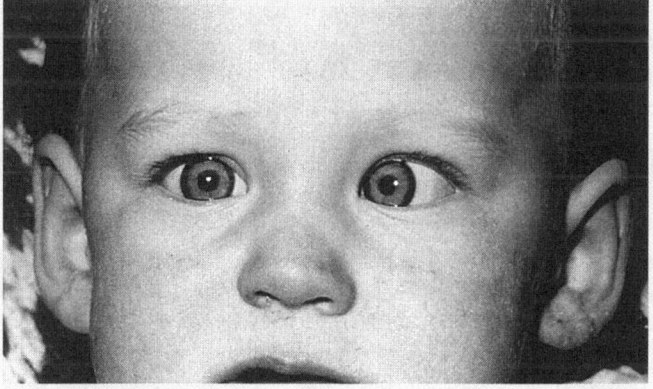

Abb. 9.1: Blick des 9 Monate alten Jungen.
Aus: Olitsiky, S.E./Nelson, L.B.: Esodeviations. In: Vander, J.F./Gault, J.A. (eds.): Ophthalmology Secrets. Philadelphia, Hanley & Belfus, Inc.; 1998; mit Genehmigung.

Diagnose — Strabismus

In diesem Fall besteht der Strabismus im Einwärtsschielen des linken Auges.

Pathophysiologie

Strabismus bedeutet, dass ein Auge in der Parallelbewegung mit dem anderen Auge von diesem **abweicht.** Man nennt es auch „lazy eye", da ein Auge nach **medial (Esotropie, Strabismus convergens)** oder nach lateral **(Exotropie, Strabismus divergens)** wandert. Es gibt auch noch andere Formen des Strabismus (z. B. Strabismus verticalis), sie sind aber wesentlich seltener. Das Entscheidende am kindlichen Strabismus ist, dass die **Sehbahn** sich noch bis zum **6.–9. Lebensjahr aktiv entwickelt.** Wenn ein kleineres Kind schielt, bekommt das Gehirn zwei unterschiedliche Informationen durch das **Doppeltsehen** und ist verwirrt. Das Gehirn lernt, die eine der beiden Informationen zu **ignorieren.** Betrifft es immer das gleiche Auge, dessen Information unterdrückt wird, wird das Auge nicht die richtigen neurologischen Verknüpfungen entwickeln, und es tritt ein **Sehverlust** ein. Dieser neurologische Sehverlust (**Amblyopie**) kann nicht durch Sehhilfen korrigiert werden. Wird aber frühzeitig therapiert, kann eine normale oder nahezu normale Sehfunktion am betroffenen Auge noch erreicht werden.

Diagnose und Therapie

Bei dem Kind weichen ein oder beide Augen von der Blickrichtung ab. In manchen Fällen wechselt die Seite des schielenden Auges (Strabismus alternans), was ein Zeichen dafür wäre, dass das Sehvermögen sich in beiden Augen entwickelt. Wenn aber ein **Kind verstört** ist, sobald man das **eine Auge abdeckt** und auch immer nur alles mit dem **anderen Auge fixiert und verfolgt**, ist das ein Zeichen dafür, dass das **Sehvermögen** des **abweichenden Auges** zumindest **beeinträchtigt** ist.

Sie müssen das Kind dringend zu einem **Augenarzt** überweisen, um das Sehvermögen des abweichenden Auges zu erhalten. **Intermittierende oder teilweise Abweichung eines Auges ist in den ersten Lebensmonaten normal,** weil sich das Kontrollieren der Blickrichtung erst noch entwickeln muss. Ab **3–6 Monate** sollte auch der **intermittierend abweichende Blick** von einem **Augenarzt kontrolliert** werden, und das **konstante Abweichen** muss in **jedem Alter kontrolliert** und **behandelt** werden.

Wenn die Kinder alt genug sind, sollte man bei beiden Augen **getrennt** die **Sehfähigkeit testen** (Abdecken eines Auges und mit dem anderen Auge Sehtafeln „lesen" lassen). Häufig wird das abweichende Auge eine schlechtere Sehfähigkeit haben als das andere, so dass eine augenärztliche Untersuchung notwendig ist. Die Therapie kann im Abdecken des gesunden Auges mit einer **Klappe** bestehen, so dass das „schlechte" Auge gefordert wird und die nötigen neuralen Verbindungen entwickelt werden. Manchmal ist eine Brille notwendig, es können Übungen gemacht werden oder es kann eine Operation indiziert sein.

Gut zu wissen

Wenn ein Strabismus bis zum Alter von **4–6 Jahren** nicht korrigiert wurde, besteht die Gefahr des bleibenden Visusverlustes auf dem betroffenen Auge. Normalerweise sagt man, je früher die Behandlung, desto besser die Prognose.

Pädiatrie

Anamnese

Ein 10-jähriger Junge kommt wegen starker Gewichtszunahme zu Ihnen. Der Vater berichtet, dass er sonst gesund sei, habe aber in den letzten Jahren immer weiter an Gewicht zugenommen. Der Vater fragt sich, ob sein Sohn eine Krankheit habe. Sein Sohn sei immer eher füllig gewesen, aber der Vater hatte gedacht, dass er da schon „rauswachsen" würde. Jegliche anderen Symptome werden verneint, er habe nur einen guten Appetit. Medikamente nehme das Kind nicht ein. Die Familienanamnese weist Diabetes, arterielle Hypertonie und Übergewicht auf. Der Vater leidet unter den drei Erkrankungen.

Körperliche Untersuchung

T: 37,0 °C   RR: 120/80   AF: 14/min.   P: 88/min.

Das Kind ist wach und ansprechbar und wirkt nicht krank. Seine Größe liegt auf der 58. Perzentile seines Alters und sein Gewicht auf der 97. Perzentile seines Alters. Die Haut ist unauffällig, ebenso die Untersuchung des Kopfes und des Halses. Die Auskultation der Lunge ist frei, das Abdomen ist bis auf das Übergewicht ohne pathologischen Befund. Das Kind hat einen guten Muskeltonus, normale Kraft und keine neurologischen Defizite. Die Sexualentwicklung entspricht dem Tanner-Stadium II.

Labor

Hb: 12 g/dl
Na: 140 mmol/l
K: 4,0 mmol/l
Creatinin: 1,0 mg/dl
Glucose: 102 mg/dl
TSH: 2,5 µU/ml

Pathophysiologie

Weniger als 5 % der Fälle mit Übergewicht können **durch** eine **organische Erkrankung** erklärt werden (auch wenn die Eltern gerne eine Krankheit benannt hätten). Die meisten Fälle werden durch genetische und soziale Faktoren verursacht. Das wichtigste ist, viele **unnütze Untersuchungen** zu **vermeiden** und doch den „Kolibri", wenn er denn kommt, rauszupicken. Die organischen Gründe für Übergewicht sind Hypothyreose, Cushing-Syndrom, Insulinom, traumatisch, tumorös oder infektiös bedingte **Störung des zentralen Nervensystems** oder seltene angeborene Syndrome wie das Prader-Willi-Syndrom.

Diagnose und Therapie

Übergewicht kann verschieden definiert werden. Einfach ist es, zu sagen, dass alles, was an **Gewicht über der 95. Perzentile** für Geschlecht und Alter liegt, Übergewicht ist. Das lässt jedoch die Größe und verschiedene Konstitution aus. Ein Index für **Gewicht im Verhältnis zur Größe** kann benutzt werden (> 95. Perzentile für Geschlecht und Alter) oder aber es wird die **subkutane Fettschicht** gemessen (> 85. Perzentile für Geschlecht und Alter), um Übergewicht festzustellen. Der **Body-Mass-Index** (BMI) kann ebenfalls herangezogen werden. Wichtig, um eine organische Erkrankung zu finden, ist es, die **Größen-Perzentilenkurven im Ganzen** zu betrachten. Wenn eine **organische Erkrankung** vorliegt, sind die Kinder **meist klein** für ihr Alter und hatten ein normales Gewicht, was sich **plötzlich** änderte. Außerdem sind meist noch **andere Symptome** zu beobachten: Symptome der Hypothyreose, des Cushings, mentale Retardierung oder neurologische Defizite. Die meisten Kinder mit Übergewicht haben **keine organische Ursache** und haben eine **normale Größe,** wenn sie nicht sogar groß für ihr Alter sind. Das Wachstum im Verlauf ist normal. Wenn also keine auffällige Krankengeschichte und keine anderen Symptome vorhanden sind, ist die nichtorganische Ursache sehr wahrscheinlich. Teilweise gehört es dennoch zum Standard, das **TSH** zu bestimmen, da bei Kindern nicht immer die typischen Symptome der Hypothyreose auftreten. Auch ein **Hypertonus** sollte ausgeschlossen werden. Bei positiver Familienanamnese sollte ein **Diabetes- und Cholesterinscreening** erfolgen (der Typ-II-Diabetes nimmt in der Pädiatrie immer mehr zu). Bei Verdacht wäre ein Glucosetoleranztest indiziert. Die Behandlung ist wie bei Erwachsenen sehr schwierig. Hungerkuren und Medikamente sollten vermieden werden. Eine **gesunde und ausgewogene Diät** und **Sport** sind die sinnvollsten Maßnahmen.

Gut zu wissen

Bei Kindern birgt das Übergewicht das **Risiko,** später einen **Hypertonus, Diabetes, Hyperlipidämie** und **orthopädische Erkrankungen**, wie z. B. eine **Epiphysiolyse des Femurkopfes**, zu bekommen. Je länger Kinder übergewichtig sind, desto wahrscheinlicher werden sie als Erwachsene übergewichtig sein.

Anamnese

Eine Mutter kommt mit ihrem 5-jährigen Sohn wegen eines Hautausschlages, Bauchschmerzen und beidseitigen Schmerzen in den Beinen zu Ihnen. Die Mutter berichtet, dass der Sohn vor 7–10 Tagen eine Erkältung hatte, die aber wieder weg sei. Gestern jedoch bekam er dann Fieber und krampfartige Bauchschmerzen. An diesem Morgen habe er der Mutter erzählt, dass er Schmerzen in den Knien und Fußgelenken habe, und die Mutter bemerkte, dass diese geschwollen sind. Daraufhin fiel ihr auch der Ausschlag an den Beinen auf. Normalerweise nimmt er keine Medikamente ein, an diesem Morgen habe die Großmutter ihm jedoch Paracetamol gegeben. Sonst seien keine Krankheiten bekannt. Die Mutter verneint die Frage nach anderen Kindern in der Umgebung mit Hautausschlägen und Beinschmerzen.

Körperliche Untersuchung

T: 38,1 °C   RR: 90/60   AF: 16/min.   P: 90/min.
Das Kind ist wach und ansprechbar, wirkt jedoch agitiert. Die Größe und das Gewicht entsprechen der Altersnorm. Die Untersuchung der Augen, des Kopfes und des Halses ist unauffällig. Die Auskultation der Lunge ist frei. Das Abdomen zeigt eine leichte Abwehrspannung ohne Loslassschmerz. Sie sehen einen diffusen, erhabenen, indurierten und palpierbaren Ausschlag über den Streckseiten der unteren Extremität und am Gesäß (s. Abb. 11.1). Der Ausschlag ist nicht wegdrückbar, purpurfarben und petechial. Die Untersuchung der unteren Extremität zeigt außerdem geschwollene Knie und Sprunggelenke sowie etwas geschwollene Füße. Das Genitale ist unauffällig. Die rektale Untersuchung zeigt normal aussehenden Stuhl, der jedoch einen positiven Haemoccult aufweist.

Labor

Hb: 12 g/dl
Leukozyten: 11 400/µl
Thrombozyten: 350 000/µl
Urinstatus: Bakterien: neg., Proteine: neg., Leukozyten: neg., Erythrozyten: ++

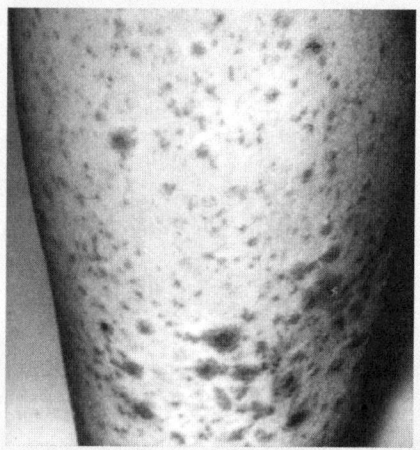

Abb. 11.1: Ausschlag am Bein des 5-jährigen Jungen.
Aus: Samlaska, C. P.: „Vasculitis". In: Fitzpatrick, J. E./Aeling, J. L. (eds.): Dermatology Secrets. Philadelphia, Hanley & Belfus, Inc., 1996; mit Genehmigung.

Diagnose Purpura Schoenlein-Henoch (PSH)

Sie wird auch anaphylaktoide Purpura genannt. Abb. 11.1 zeigt den typischen Ausschlag, beschrieben im Absatz „Körperliche Untersuchung".

Pathophysiologie

PSH ist eine **IgA-vermittelte Vaskulitis,** die die **kleinen Blutgefäße** betrifft. Wie häufig bei Autoimmunerkrankungen, ist die Ätiologie unklar. Es kommt zu der Erkrankung **nach Infektionen der oberen Atemwege** und **nach Medikamenteneinnahme.** Die Entzündung der Gefäße führt zu dem Ausschlag und anderen Symptomen der PSH. Von den Betroffenen sind 75 % **3–10 Jahre alt,** und es erkranken etwas häufiger Jungen als Mädchen.

Diagnose und Therapie

Die **3- bis 10-jährigen** Kinder zeigen meist einen **purpurnen** (> 5 mm Größe) oder **petechialen** (< 5 mm Größe) **Ausschlag** am **Gesäß** und an den **Streckseiten der unteren Extremität,** selten auch an den Armen. Der Ausschlag wird als erhaben, lila, induriert und nicht wegdrückbar beschrieben. Durch die entzündeten Gefäßwände kann es zu **Einblutungen in die Haut** kommen. In 50 % der Fälle liegt eine **Infektion der oberen Atemwege** ca. 14 Tage zurück. Begleitende Symptome sind **krampfartige Bauchschmerzen** durch das Ödem und die Einblutung in die Darmwand und **Arthralgien** der unteren, manchmal auch oberen Extremität.
Die körperliche Untersuchung zeigt den **Ausschlag** (95–100 % der Fälle), erhöhte **Temperaturen, Gelenkschwellungen** (70–85 %), **Bauchschmerzen** (60–80 %), **Blut im Stuhl** und eine **Hämaturie** (10–50 %). Die **klassische Trias** besteht in **Ausschlag, Bauchschmerzen** und **Gelenkschwellungen.** Die Thrombozyten sind normal oder leicht erhöht im Unterschied zur idiopathischen thrombozytopenischen Purpura oder zu anderen petechialen Erkrankungen, die eine verringerte Thrombozytenzahl aufweisen. Eine Hautbiopsie ist selten indiziert, sie zeigt eine **IgA-Ablagerung.**
Die **Therapie** ist **symptomatisch,** und die meisten Kinder werden innerhalb von wenigen Wochen ohne Folgeschäden wieder gesund. **Acetylsalicylsäure** kann die Gelenkschmerzen bessern. In schweren Fällen werden **Kortikosteroide** gegeben. Selten kommt es zur **Glomerulonephritis** (seltene, aber gefürchtete Komplikation). Die Schmerzen können eine **Appendizitis** imitieren, aber der Ausschlag ermöglicht die richtige Diagnose.

Gut zu wissen

Es kann schwierig sein, die verschiedenen hämatologischen/renalen Erkrankungen, wie z.B. PSH, idiopathische thrombozytopenische Purpura, hämolytisch-urämisches Syndrom, auseinander zu halten. Wichtig ist zu wissen, dass die **Thrombozyten- und Erythrozytenzahl** bei der PSH **normal** sind und die Kinder den typischen Ausschlag zeigen, der meist nur das Gesäß und die untere Extremität betrifft.

Pädiatrie

Anamnese

Ein 2-jähriges Mädchen fiebert, hat Schnupfen und ist agitiert. Die Mutter berichtet, dass das Kind sich ständig an das rechte Ohr fasse und vor einer Stunde erbrochen habe. Der Schnupfen bestünde seit ein paar Tagen, der Appetit sei schlecht, und seit gestern Nachmittag habe sie Fieber. Seit sie Fieber habe, sei sie schlecht gelaunt, würde viel schreien und immer wieder ihr rechtes Ohr anfassen. Die Tochter besuche eine Kindertagesstätte und habe in letzter Zeit viele Infektionen der oberen Luftwege gehabt. Sonst sei sie aber gesund und habe keine Krankheiten. Die Familienanamnese ist leer.

Körperliche Untersuchung

T: 39,0 °C   RR: 90/60   AF: 16/min.   P: 96/min.

Das Mädchen ist gereizt und schreit. Sie zeigt keine Zeichen einer Dehydratation. Die Größe und das Gewicht sind normal für das Alter. Die Untersuchung der Augen ist unauffällig. Ihr Rachen ist leicht gerötet, aber ohne Beläge. Die Untersuchung der Ohren zeigt eine Vorwölbung des roten und trüben Trommelfells rechts und einen fehlenden Lichtreflex, während das linke Trommelfell normal erscheint. Es besteht keine Lymphknotenschwellung am Hals und kein Meningismus. Die Auskultation der Lunge ist frei. Die Haut ist unauffällig, die übrige körperliche Untersuchung ist ohne pathologischen Befund.

Labor

Hb: 12 g/dl
Leukozyten: 17 400/µl
Thrombozyten: 350 000/µl
Na: 139 mmol/l
Glucose: 84 mg/dl
Creatinin: 0,6 mg/dl
Harnstoff N: 9 mg/dl

Diagnose Otitis media acuta

Pathophysiologie

Die Mittelohrentzündung ist ein **häufig** auftretendes Problem in der Pädiatrie. Es ist die meistgestellte Diagnose bei Kindern unter 15 Jahren. Bis zu **80 %** aller Kinder erleiden **vor dem 3. Lebensjahr** eine Mittelohrentzündung. Meist entsteht sie durch eine Dysfunktion oder Obstruktion der Tuba auditiva und steht in Zusammenhang mit einer **Infektion der oberen Luftwege.** Es kommt zu einem Unterdruck im Mittelohr, gefolgt von einer Bakterienbesiedlung. Die häufigsten Erreger sind **Streptococcus pneumoniae, Haemophilus influenzae** und **Moraxella catarrhalis**, es können aber auch andere Streptokokken oder gelegentlich Staph. aureus vorkommen. Risikofaktoren sind ein junges Alter bei der ersten Infektion, männliches Geschlecht, positive Familienanamnese, Kindergartenbesuch, anatomische Besonderheiten und Nikotinexposition.

Diagnose und Therapie

Kinder, egal welchen Alters, mit Otitis media, haben meist eine **Infektion der oberen Luftwege** hinter sich und entwickeln dann **Fieber** und **Ohrenschmerzen** (noch nicht sprechende Kinder fassen sich vermehrt an das betroffene Ohr). Auch **Inappetenz, Gereiztheit** und **andere systemische Symptome** wie Diarrhö, Erbrechen oder Lethargie können insbesondere bei kleineren Kindern auftreten.
Die Untersuchung des Ohres zeigt meist eine **Vorwölbung, Rötung** und **Trübung** des Trommelfells und einen **Verlust** des typischen **Lichtreflexes.** Die Typanometrie würde eine **verminderte Trommelfellbeweglichkeit** (= hohe Impedanz) und einen erhöhten Mittelohrdruck zeigen. Um die Entzündung von einer äußeren Otitis zu unterscheiden, sollte man wissen, dass bei der Mittelohrentzündung eine **Manipulation an der Ohrmuschel keine Schmerzen** verursachen dürfte und der **äußere Gehörgang nicht gerötet** ist.
Die **Therapie** mit Antibiotika wird immer noch kontrovers diskutiert, da die Entzündung häufig durch Viren verursacht wird. Wenn Antibiotika verschrieben werden, wird meist Amoxicillin oder ein Cephalosporin der zweiten Generation für 7–10 Tage eingesetzt. Eine besondere Bedeutung misst man den abschwellenden Nasentropfen bei. **Komplikationen** einer Otitis media können sein: Perforation des Trommelfells, Mastoiditis, Meningitis. Bei persistierender Infektion können **Ergüsse** hinter dem Trommelfell gesehen werden. Es muss dann eine **Parazentese** durchgeführt werden, um den Erguss abzulassen und um eine Kultur anzulegen.

Gut zu wissen

Rezidivierende Otitiden sind ein großes Problem. Sie können zum **kontinuierlichen Hörverlust** und zur **Sprachentwicklungsverzögerung** führen. Diese Kinder sollten einem Hörtest unterzogen werden. Häufig wird nach drei Episoden mit Otitis media in rascher Folge eine Antibiotikaprophylaxe für 6 Monate angesetzt. Eine Parazentese, Paukenröhrchen und eine Adenotomie werden kontrovers diskutiert.
Eine **Myringitis** nennt man die Infektion des Trommelfells ohne systemische Infektionszeichen. Sie wird meist durch Mykoplasmen oder Viren verursacht. Sie sollten immer nach Bläschen oder Bullae auf dem Trommelfell suchen. Behandelt wird sie trotz der fraglichen viralen Genese mit Antibiotika.

Pädiatrie

Anamnese

Ein 9 Monate altes Kind wird in die Ambulanz Ihrer Klinik gebracht. Die Eltern berichten, es sei bisher immer gesund gewesen, seit einer Woche sei es gereizt und lethargisch. Die Impfungen sind bisher alle vollständig. Der Junge ist abgestillt und isst normale Kost, seit kurzem nimmt er alles in den Mund, was er erreichen kann. Die Eltern sind deswegen beunruhigt, da sie in einem Altbau mit viel Staub und Schutt wohnen, an den Wänden würde Farbe abblättern, die der Vermieter immer noch nicht entfernt hat. Die bisherige Krankengeschichte ist unauffällig. Die Eltern hoffen, dass sie bald in ein neues Haus ziehen können, da der Vater in der Batterie-Recyclingfirma, in der er seit 6 Monaten arbeitet, eine Beförderung bekommen hat. Die Familienanamnese in Bezug auf Anämien oder andere Bluterkrankungen ist leer.

Körperliche Untersuchung

T: 36,6 °C   RR: 90/60   AF: 18/min.   P: 110/min.

Der Junge ist gereizt und dennoch lethargisch. Es besteht kein Meningismus, die Untersuchung der Pupillen ist unauffällig, aber die Skleren wirken blass. Der Rachen ist nicht gerötet, und die Lunge ist bei der Auskultation frei. Die Untersuchung des Abdomens ist ohne pathologischen Befund. Es zeigen sich keine neurologischen Ausfälle, keine Hautveränderungen und keine anderen Besonderheiten.

Labor

Hb: 9 g/dl
MCV: 78 fl
Leukozyten: 7400/µl
Thrombozyten: 300 000/µl
Peripherer Blutausstrich: s. Abb. 13.1
Eisen: 100 µg/dl
Ferritin: 20 µg/l
Urinstatus: unauffällig
Lumbalpunktion: unauffällig

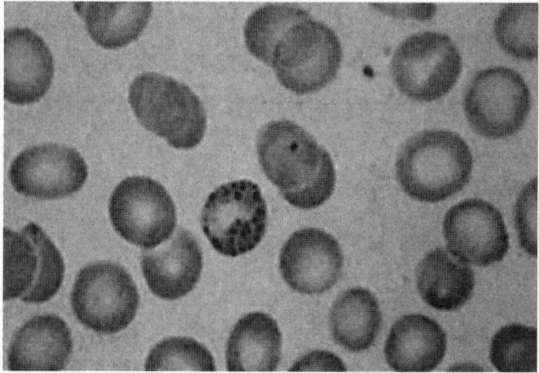

Abb. 13.1: Peripherer Blutausstrich.

Aus: Bottomley, S.S.: Sideroblastic anemias. In: Lee, G.R. et al. (eds.); Wintrobe's Clinical Hematology, 10th edition. Baltimore, MD, Williams & Wilkins, 1999, pp. 1022–1045; mit Genehmigung.

Der Ausstrich zeigt als klassischen Befund eine basophile Tüpfelung in den Erythrozyten.

Pathophysiologie

Blei ist ein toxisches Metall, das nicht natürlicherweise im Körper vorkommt, aber viele Menschen sind ihm ausgesetzt. Blei wurde in Deutschland als Bestandteil von Farben und Glasuren verboten. Immer noch vorkommen kann es in **Farben in alten Gebäuden,** in alten Wasserleitungen (vor 1960 wurden häufig Bleileitungen verlegt), in **Batterien,** in **Keramik** (Cave: Souvenirs aus dem Ausland), **Glas, kontaminiertem Boden** und **Benzin.** Eine erhöhte Belastung mit Blei kommt bei einigen **Berufen** vor (z. B. Bleischmelzer, Batterie-Recyclingbetriebe). Akute Bleivergiftungen verursachen dramatische Symptome und können zum Tod führen, während chronische, niedrig dosierte Vergiftungen **bleibende neurologische Schäden** verursachen können (z. B. Lernschwierigkeiten).

Diagnose und Therapie

Alle Kinder, die ein erhöhtes Risiko nach den oben genannten Faktoren haben (meistens Bewohner von Altbauten, nach Verzehr von alter Farbe, Kinder von Eltern mit Berufsrisiko), sollten mit 6 Monaten auf Blei im Serum untersucht werden. **Symptome** der **akuten Bleivergiftung** sind: **Gereiztheit, Lethargie, Ataxie, Erbrechen, Krampfanfälle, wechselnde Bewusstseinslage, Koma** (alles bedingt durch eine Enzephalopathie durch ein **zerebrales Ödem**). Die **chronische Exposition** zeigt nur wenig Symptome, deshalb die Notwendigkeit des Screenings, bevor **neurologische Schäden** eintreten.

Typisch bei der chronischen Bleivergiftung ist die **mikrozytäre hypochrome Anämie.** Da Blei die Hämsynthese auf verschiedenen Stufen hemmt, akkumulieren verschiedene Häm-Vorläufermoleküle, so Protoporphyrin und δ-Aminolävulinsäure (δ-ALA), die daher erhöht zu messen sind. Bei Verdacht sollte man zur Diagnosebestätigung den Bleiwert im Serum bestimmen, und wenn der Wert $> 10\,\mu g/dl$ liegt, muss man handeln.

Die erste Maßnahme besteht in der **Vermeidung weiterer Exposition.** Wenn der Serumspiegel $< 30\,\mu g/dl$ liegt, ist eine **Kontrolle** in ein paar Monaten ausreichend. Bei Spiegeln $> 30\,\mu g/dl$ sollte eine medikamentöse Therapie mit **Chelatbindern** eingeleitet werden. Das am meisten eingesetzte Medikament ist **Dimercaptopurinsäure (DMPS).**

Gut zu wissen

Bei **Erwachsenen** kann eine subakute Bleivergiftung **kolikartige Bauchschmerzen, Kopfschmerzen,** einen **metallischen Geschmack, Appetitverlust** und **Persönlichkeitsveränderungen** hervorrufen.

Pädiatrie

Anamnese

Sie werden zur Neugeborenenstation gerufen, um einen vor einer Stunde geborenen Säugling zu begutachten, der Krampfanfälle habe. Es ist das erste Kind der Mutter, die keine Schwangerschaftsvorsorgeuntersuchungen besucht hatte. Die Entbindung erfolgte per Kaiserschnitt wegen Geburtsstillstand. Bei Geburt wog der Säugling 4680 g, und die APGAR-Werte nach einer und fünf Minuten waren 7 und 9. Die 29-jährige Mutter berichtet von einer unkomplizierten Schwangerschaft.

Körperliche Untersuchung

T: 35,1 °C   RR: 86/54   AF: 22/min.   P: 174/min.

Das makrosome Kind ist lethargisch, und Sie merken, dass es ein plethorisches, rundes Gesicht hat. Die Untersuchung von Kopf und Nacken ist unauffällig, und es besteht kein Sklerenikterus. Die Auskultation der Lunge ist frei. Es besteht eine Tachypnoe und Tachykardie. Abdomen, Haut und Extremitäten zeigen keine Besonderheiten. Fokale neurologische Ausfälle bestehen nicht.

Labor

Hb: 22 g/dl
Na: 141 mmol/l
K: 4,1 mmol/l
Creatinin: 0,9 mg/dl
Glucose: 24 mg/dl
BGA: pH: 7,3
pO_2: 72 mmHg

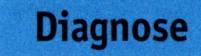

Neugeborenenhypoglykämie bei Gestationsdiabetes der Mutter

Pathophysiologie

Eine **Neugeborenenhypoglykämie** ist typisch bei einer Diabeteserkrankung der Mutter (z. B. **Gestationsdiabetes**). Die mütterliche Hyperglykämie führt zur **fetalen Hyperglykämie,** und sekundär kommt es zur fetalen **Inselzellhypertrophie. Nach der Geburt,** wenn dem Säugling die mütterliche Glucose entzogen wird, aber die hypertrophierten Inselzellen weiter Insulin produzieren, kommt es zur **Hypoglykämie des Säuglings.** Symptome, die vor allem bei Säuglingen diabetischer Mütter gesehen werden, sind: **Makrosomie** (> 4000 g), **Kaiserschnitt, Geburtstraumata, Ateminsuffizienz, Polyzythämie, Hypoxie, Hyperbilirubinämie, Hypokalzämie,** persistierende pulmonale Hypertonie, kongenitale Fehlbildungen (z. B. Herz, ZNS, Skelett).

Engmaschige Glucosekontrollen bei allen Schwangeren reduzieren das Risiko solcher Komplikationen und Fehlbildungen. Ein erhöhtes HbA_{1C} im ersten Trimenon ist mit einem erhöhten Risiko für kongenitale Fehlbildungen behaftet.

Diagnose und Therapie

Bis zum Beweis des Gegenteils wird die **Makrosomie** immer durch eine **Diabeteserkrankung der Mutter** verursacht. Die Kinder sind häufig durch die Polyzythämie **plethorisch** und haben runde Gesichter. Die Hypoglykämie macht bei den Säuglingen unspezifische Symptome meist schon Stunden nach der Geburt: **auffälliges Schreien, Tachypnoe, Tachykardie, Hypothermie, Appetitverlust, Krampfanfälle.**

Wenn der Diabetes bekannt ist, wird häufig nach der Geburt dem Kind eine **Infusion mit Glucose** gegeben, um die Hypoglykämie zu vermeiden, die bei etwa der Hälfte der Kinder auftritt. Ein **Atemnotsyndrom** ist häufiger als bei Gesunden, und der Nachweis von Phosphatidglycerol im Fruchtwasser ist der bessere Marker als Lecithin: Sphingomyelin-Quotient, um die Lungenreife bei diesen Feten pränatal festzustellen. Klassische Fehlbildungen der Säuglinge bei Müttern mit Gestationsdiabetes sind VSD und hypertrophe Kardiomyopathie.

Gut zu wissen

Orale Antidiabetika sind **teratogen** und **plazentagängig,** weshalb sie nicht in der Schwangerschaft eingesetzt werden sollten. **Insulin** ist bei Diabetes in der Schwangerschaft das **Mittel der Wahl.**

Bei allen Frauen mit Gestationsdiabetes sollte pränatal durch Ultraschall und Bestimmung des α-Fetoproteins nach Fehlbildungen gesucht werden.

Anamnese

Ein 3-jähriger Junge wird von seinen Eltern wegen Hämaturie und Atemnot in Ihre Ambulanz gebracht. Die Krankengeschichte ist leer, und er nimmt keine Medikamente ein. Vor 3 Tagen wurde allerdings von einem Kinderarzt eine Gastroenteritis diagnostiziert. Da hatte das Kind Bauchschmerzen, blutige Durchfälle und Erbrechen. Diese Symptome seien besser geworden, aber er sei zunehmend gereizt und habe eine Hämaturie entwickelt. Die Eltern berichten, dass diese Hämaturie das einzige Urinlassen in den letzten 48 h gewesen sei. Kontakte zu kranken Kindern habe ihr Sohn nicht gehabt, und in der Familie gäbe es keine Fälle von Anämie oder anderen Bluterkrankungen.

Körperliche Untersuchung

T: 37,4 °C   RR: 130/86   AF: 20/min.   P: 128/min.
Das Kind ist agitiert, aber wach und ansprechbar. Es fällt eine Blässe der Skleren und Schleimhäute auf, es besteht kein Meningismus, und die Untersuchung von Rachen, Ohren und Augen ist ohne Besonderheiten. Die Auskultation der Lunge ist frei, aber man hört die Tachypnoe und Tachykardie. Das Abdomen ist weich, genitale und rektale Untersuchung sind ohne pathologischen Befund, fokale neurologische Ausfälle sind nicht feststellbar.

Labor

Hb: 8 g/dl
MCV: 110 μm^3
Leukozyten: 17 400/μl
Thrombozyten: 40 000/μl
Peripherer Blutausstrich: s. Abb. 15.1
Na: 137 mmol/l
Creatinin: 1,2 mg/dl
Harnstoff N: 19 mg/dl
Haptoglobin: nicht nachweisbar
Quick und PTT: normal
Urinstatus: Bakterien: neg., Leukozyten: neg., Erythrozyten: ++++, Protein: ++

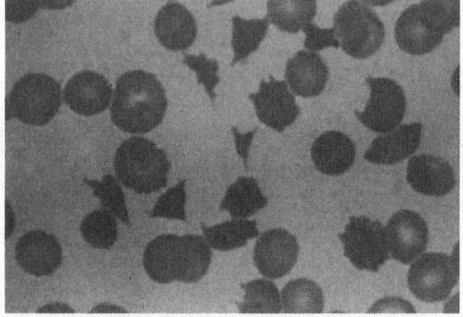

Abb. 15.1: Peripherer Blutausstrich.

Aus: Wood, M. E. (ed.): Hematology/Oncology Secrets, 2nd edition. Color panels. Philadelphia, Hanley & Belfus, Inc., 1999; mit Genehmigung.

Hämolytisch-urämisches Syndrom (HUS)

Der periphere Blutausstrich zeigt viele Fragmentozyten und eine verminderte Zahl an Thrombozyten als Zeichen einer intravasalen Hämolyse.

Pathophysiologie

Das **HUS** ist eine bisher schlecht verstandene **hämatologische** und **renale Erkrankung.** Es tritt meist **postinfektiös** nach einer Gastroenteritis z.B. durch E. coli vom Serotyp 0157:H7 auf, der das Verotoxin produziert. Andere gramnegative Erreger sind z.B. Shigellen, Salmonellen oder Campylobacter. In einzelnen Fällen ist keine zurückliegende Infektion bekannt. Man meint, dass es zuerst zur **Schädigung** von **renalen Mikrogefäßen** kommt, wodurch die **Hämaturie** und **Proteinurie** zu erklären sind. Erst in der Folge kommt es zur **mikroangiopathisch bedingten hämolytischen Anämie** und **Thrombozytopenie.**

Diagnose und Therapie

Meist sind **Säuglinge** und **Kleinkinder** betroffen. Typisch ist die zurückliegende Gastroenteritis mit Bauchschmerzen, blutigen Durchfällen und Erbrechen. Häufig kommen Eltern mit ihren Kindern wegen **Hämaturie** oder **Anurie.** Symptome der Anämie (z.B. Abgeschlagenheit oder Kurzatmigkeit) oder Thrombozytopenie (z.B. Petechien oder Nasenbluten) können auch die Hauptsymptome sein.

Zeichen der **Niereninsuffizienz** und **Überwässerung** (Tachypnoe, beidseitige Rasselgeräusche), **Anämie** (Blässe, Tachypnoe, Tachykardie) und **Thrombozytopenie** (Petechien, Nasenbluten) können auftreten. **Laborwerte** können die Diagnose erhärten. Es wird eine Anämie und Thrombozytopenie auffallen. Im peripheren Blutausstrich sind **Fragmentozyten** und **Schistozyten** zu sehen. Die Gerinnungswerte sind normal (im Gegensatz zu den Gerinnungswerten bei der disseminierten intravaskulären Koagulopathie). Die thrombotisch-thrombozytopenische Purpura der Erwachsenen, bei der die neurologischen Symptome dominieren, zeigt teils einen identischen Blutausstrich.

Die Haptoglobinwerte als Marker für intravaskuläre Hämolysen sind niedrig bis nicht nachweisbar bei HUS. Hämaturie und Proteinurie sind typisch. Die **klassische Trias** des HUS ist: **akute Niereninsuffizienz, mikroangiopathische hämolytische Anämie** und **Thrombozytopenie.**

Die **Therapie** ist nur symptomatisch möglich. Manche Patienten benötigen Transfusionen oder eine Hämodialyse. Die meisten Patienten genesen ohne Folgeschäden, aber es kann auch eine bleibende Niereninsuffizienz resultieren.

Gut zu wissen

Bei Kindern ist das HUS der häufigste Grund für eine dialysepflichtige akute Niereninsuffizienz.

Differentialdiagnosen: Idiopathische thrombozytopenische Purpura mit niedrigen Thrombozytenzahlen, aber ohne Anämie oder renale Beteiligung; **Purpura Schoenlein-Henoch** mit normalen Thrombozytenzahlen, aber Hautausschlag am Gesäß und an der unteren Extremität.

Anamnese

Eine Mutter kommt mit ihrem sechs Monate alten Säugling zu Ihnen. Sie sei neu in der Stadt und brauche einen neuen Kinderarzt. Die Mutter meint, dass ihr vorheriger Kinderarzt gesagt habe, dass wieder eine Impfung dran sei. Die Tochter sei sonst gesund und nehme keine Medikamente ein, sie sei gerade dabei, sie von der Brust zu entwöhnen. Pürierte Speisen könne man ihr problemlos füttern. In der Familienanamnese kommen Fälle von Brust- und Prostatakrebs sowie von Herzerkrankungen vor. Die Mutter erzählt, dass das Kind nach dem Genuss eines Eies bewusstlos wurde und in einer Klinik intubiert werden musste.

Körperliche Untersuchung

T: 36,9 °C   RR: 90/60   AF: 16/min.   P: 98/min.
Das Mädchen ist wach und ansprechbar und wirkt nicht krank. Die Untersuchung der Augen, Ohren und des Halses sind unauffällig. Die übrige körperliche Untersuchung zeigt keinen pathologischen Befund.
Die Mutter erzählt, sie habe gehört, dass die Eiweißallergie ihres Kindes bei manchen Impfungen Probleme machen kann. Sie möchte außerdem wissen, welche Impfung jetzt indiziert ist, nachdem ihr Kind mit zwei und vier Monaten schon geimpft worden ist. Insgesamt interessiert die Mutter noch, was sie allgemein in diesem Alter bei ihrem Kind beachten muss. Wie beraten Sie die Mutter?

Labor

Hb: 12 g/dl

Pathophysiologie

Die **Vorsorgeuntersuchungen** sind bei Kindern ganz besonders wichtig, nicht nur wegen der **Impfungen**, sondern auch weil Unfälle bei den unter Einjährigen die Haupttodesursache sind und immer noch häufig bei Kindern über einem Jahr. Durch **Ratschläge** an die Eltern können viele der **Unfälle vermieden** werden.

Diagnose und Therapie

Tab. 16.1: Impfempfehlungen der Ständigen Impfkommission (STIKO) (Juli 2003)

Impfung	Alter in vollendeten Monaten				
	2	3	4	11–14	15–23
Diphtherie, Tetanus, Pertussis	1.	2.	3.	4.	
Haemophilus influenzae Typ b	1.		2.	3.	
Poliomyelitis	1.		2.	3.	
Hepatitis B	1.		2.	3.	
Masern, Mumps, Röteln				1.	2.

Anmerkungen: Inzwischen gibt es die Möglichkeit, im 2., 4. und 11.–14. Monat eine einzige Spritze mit einer 6fach-Kombination zu nehmen und im 3. Monat eine 3fach-Kombination. Der Abstand zwischen der letzten 6fach-Kombinationsimpfung und der ersten Masern-Mumps-Röteln-Impfung sollte mindestens vier Wochen betragen.

Nur die **Masern-Mumps-Röteln-Impfung** ist eine Impfung mit Lebendimpfstoff, und bei der Masernimpfung kann es bei bekannter Allergie gegen **Hühnereiweiß** zu einem Exanthem kommen.

In diesem Fall sollte, wenn kein Impfpass vorliegt, der frühere Kinderarzt gefragt werden, welche Impfungen durchgeführt wurden. Es ist davon auszugehen, dass als dritte Impfung die zweite 6fach-Impfung erfolgen sollte, und dabei besteht keine Gefahr in Bezug auf die vorliegende Allergie.

Allgemein werden bei den **Vorsorgeuntersuchungen** („Us") die Maße (Größe, Gewicht, Kopfumfang) dokumentiert. Bei den ersten „Us" werden die Lagereflexe kontrolliert, außerdem das Sehen und Hören und allgemein die körperliche und geistige Entwicklung beurteilt. Empfohlen wird eine **Prophylaxe** mit **Fluor** und **Vitamin D** bis ca. 1 Jahr.

Gut zu wissen

Ratschläge an die Eltern: Vorsicht vor Verbrennungen und Verbrühungen; das Kind sollte auf der Seite oder dem Rücken schlafen (plötzlicher Kindstod); benutzen Sie keinen „Gehfrei" (Gehlernhilfen auf Rollen, mit denen viele Unfälle passieren); vermeiden Sie, dass kleine Gegenstände oder Erdnüsse herumliegen (Aspirationsgefahr); keine Kuhmilch vor dem 1. Lebensjahr; Vorsicht in der Badewanne und mit dem Gartenteich!

Anamnese

Ein 9 Monate alter Junge wird von seinen Eltern in Ihre Ambulanz gebracht. Er habe Schmerzattacken und Schreianfälle. Der Junge habe in den letzten 24 h immer mal wieder heftig geschrieen, sich gekrümmt wie bei starken Bauchschmerzen und dann wieder ganz normal gespielt. Bei der letzten Episode habe er auch noch erbrochen. Als die Eltern vor ein paar Stunden die Windeln wechselten, sei etwas Blut zu sehen gewesen. Die bisherige Krankengeschichte ist leer, Medikamente nehme er keine ein. Er habe noch nie Koliken gehabt und sei sonst ein sehr friedliches Kind, das nur schreit, wenn es Hunger hat.

Körperliche Untersuchung

T: 37,8 °C   RR: 90/60   AF: 16/min.   P: 88/min.

Das Kind ist etwas schläfrig, aber wach und ansprechbar. Die Untersuchung des Kopfes und Halses ist unauffällig. Die Lunge ist auskultatorisch frei. Eine walzenförmige Masse ist im rechten Abdomen zu palpieren. Es besteht eine geringe Abwehrspannung, aber keine peritonitischen Zeichen. Die rektale Untersuchung zeigt blutig-schleimigen Stuhl in der Ampulle. Die Haut und der neurologische Status sind ohne pathologischen Befund.

Labor/weitere Untersuchungen

Hb: 12 mg/dl
Leukozyten: 12 400/µl
Urinstatus: Bakterien: neg., Proteine: neg., Leukozyten: neg.
Röntgen des Abdomens und Bariumkontrasteinlauf: s. Abb. 17.1 und 17.2

Abb. 17.1: Abdomenleeraufnahme.
Abb. 17.2: Bariumkontrasteinlauf.

Beide aus: Swischuk, L.E.: „Abdomen." In: Emergency Radiology of the Acutely III or Injured Child, 2nd edition. Baltimore, Williams & Wilkins 1996, pp 153–309, mit Genehmigung.

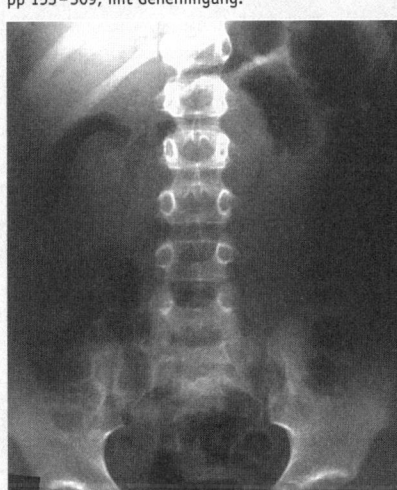
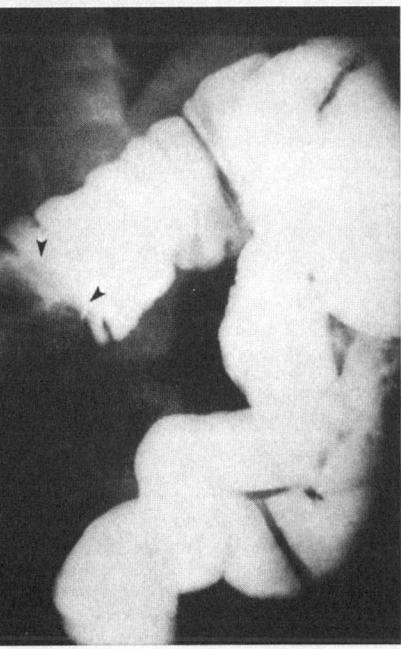

Diagnose   Invagination

Die Abdomenleeraufnahme zeigt eine Gewebsmasse im Dickdarm im rechten oberen Quadranten des Bildes. In der Aufnahme des Kontrasteinlaufs mit Barium ist die Invagination mit Pfeilen markiert.

Pathophysiologie

Invaginationen treten meist im Alter von drei Monaten bis vier Jahren auf, ganz klassisch **zwischen** dem **3. und 9. Monat**. Erwachsene können jedoch auch betroffen sein. **Jungen** sind etwas häufiger betroffen. Ein proximaler Darmanteil (das **Invaginat**) stülpt sich dabei in den angrenzenden distalen Darmanteil. Es bereitet immer wiederkehrende Beschwerden. Eine **Obstruktion** und sogar **Perforation** des Darms kann die Folge sein. In den meisten Fällen stülpt sich ein Teil Ileum in das Zoekum (**ileozökal**). Die meisten Fälle sind **idiopathisch**. Gerade bei älteren Kindern und Erwachsenen findet man aber auch Entzündungen als mögliche Ursache.

Diagnose und Therapie

Kinder, die jünger sind als vier Jahre (meist 3–9 Monate), haben **intermittierend** starke abdominelle **kolikartige Schmerzen** und sind **dazwischen beschwerdefrei**. Im weiteren Verlauf **erbrechen** sie häufig, und der **Stuhl** wird **schleimig und blutig** (Johannisbeergelee). Während der Schmerzattacken sind die Kinder meist agitiert und ängstlich und dazwischen schläfrig bis apathisch.

Bei der Untersuchung kann **Fieber** auffallen, muss aber nicht. Eine **walzenförmige Struktur** (die Invagination), meist **rechts im Abdomen** gelegen, kann die Diagnose erhärten. Vermutet werden kann die richtige Diagnose durch die Anamnese, Klinik und den Tastbefund, eine Abdomensonographie kann weitere Hinweise geben, besonders bei typischer Kokarden- oder Schießscheibenstruktur. Bestätigt wird die Diagnose erst durch einen Kolonkontrasteinlauf. Dieser sollte wegen der Perforationsgefahr lieber mit **wasserlöslichem (nicht bariumhaltigem) Kontrastmittel** durchgeführt werden.

Dieser diagnostische Kontrasteinlauf ist oft auch gleich **therapeutisch**: Er kann das Invaginat zurück an seinen Platz schieben. Ein Einlauf darf nicht bei Verdacht auf Perforation gemacht werden (Cave: peritonitische Zeichen!). Wenn der Einlauf ohne Erfolg ist, muss laparoskopiert werden.

Gut zu wissen

Andere Ursachen für eine Invagination, die aber meist nur bei älteren Kindern und Erwachsenen gesehen werden, sind: hypertrophiertes Lymphgewebe in der Darmwand, Meckel-Divertikel, Purpura Schoenlein-Henoch, Polypen oder Tumoren.

Invagination ist die **häufigste Ursache** einer **Darmobstruktion** bei **Kleinkindern.**

Pädiatrie

Anamnese

Ein 7-jähriger Junge kommt wegen Schwellungen um seine Augen herum und braunem Urin. Die Schwellungen habe der Vater am Tag zuvor bemerkt. Der Urin sei seit heute morgen braun. Eine Verletzung habe er im Gesicht nicht gehabt und die Schwellung sei auch nicht verfärbt. In den letzten 24 h habe er auch Kopfschmerzen gehabt und der Vater meint, er habe erhöhte Temperatur. Die bisherige Krankengeschichte ist unauffällig bis auf eine Halsentzündung vor zwei Wochen, die erfolgreich mit Antibiotika behandelt worden ist. Die Familienanamnese in Bezug auf verfärbten Urin oder Nierenerkrankungen ist leer.

Körperliche Untersuchung

T: 37,5 °C   RR: 120/80   AF: 16/min.   P: 88/min.

Das Kind ist etwas agitiert, aber sonst adäquat in seinen Reaktionen. Die Größe und das Gewicht sind normal für sein Alter. Die Untersuchung des Kopfes und Halses zeigt lediglich die periorbitalen Ödeme. Der Rachen ist nicht gerötet. Die Lunge ist auskultatorisch frei. Das Abdomen ist weich und ohne Abwehrspannung. Die Untersuchung der Genitale und die rektale Untersuchung sind ebenso wie die neurologische Untersuchung ohne pathologischen Befund. Die Haut ist unauffällig.

Labor

Hb: 10 g/dl
Leukozyten: 14 400/µl
CRP: 1,5 mg/dl
Creatinin: 1,4 mg/dl
Harnstoff N: 22 mg/dl
Urinstatus: Bakterien: neg., Leukozyten: neg., Erythrozyten: +++, Protein: +, Erythrozytenzylinder.

Akute Poststreptokokken-Glomerulonephritis (APSGN)

Pathophysiologie

Die APSGN ist eine typische Nierenerkrankung im Kindesalter mit einem leichten **Erkrankungsgipfel** im Alter von **7 Jahren.** Jungen sind doppelt so häufig betroffen wie Mädchen. Die Ätiologie ist postinfektiös, da die Erkrankung typischerweise 1–3 Wochen nach einer Haut- oder Racheninfektion mit β-hämolysierenden Streptokokken der Gruppe A (**Streptococcus pyogenes**) auftritt. Immunkomplexbildungen in den Glomeruli und andere entzündliche Veränderungen verursachen eine Niereninsuffizienz, die bei ca. 90 % der Kinder nur vorübergehend ist. Ähnliche Erkrankungen können aber auch von Infektionen mit anderen Bakterien kommen.

Diagnose und Therapie

Kinder zeigen meistens **periorbitale Ödeme** und/oder eine **Hämaturie** (sie wird als brauner Urin beschrieben). Andere mögliche Symptome sind: **Unwohlsein, Kopfschmerzen, Fieber, Flankenschmerzen,** aber es gibt auch Kinder, die vollkommen asymptomatisch sind. Manchmal wird Ihnen erzählt werden, dass eine **Infektion des Rachens** oder der **Haut** (Impetigo) erst **1–3 Wochen zurückliegt**. Wenn das nicht der Fall ist, sollten Sie immer nach früheren Streptokokkeninfektionen fragen!

Die klassischen Symptome sind: **periorbitale Ödeme, Hypertonie, Erythrozytenzylinder im Urin** (sie sind pathognomonisch für Glomerulonephritis, aber nicht spezifisch für die APSGN). **Erythrozyten** und **Eiweiß** sind auch meist im Urin nachweisbar. Im Labor zeigt sich häufig eine leichte Leukozytose, eine etwas **erhöhte BSG,** ein leicht **erhöhtes CRP** und eine leichte Anämie. Die **Komplementaktivität** (v. a. C_3) ist **vermindert.** Sobald eine Glomerulonephritis diagnostiziert wurde, sollte entweder nach einer bestätigten Streptokokkeninfektion in der Vergangenheit gesucht werden oder serologisch eine Streptokokkeninfektion nachgewiesen werden. Meist wird der Antistreptolysin-O-Titer herangezogen, um eine Pharyngitis und der Anti-DNAse-B- oder Anti-Hyaluronidase-Titer, um eine Streptokokkeninfektion der Haut nachzuweisen.

Die **Therapie** ist rein **unterstützend** mit Behandlung der Hypertonie und Diuretika, um die Volumenüberlastung zu reduzieren. Nur selten ist eine Hämodialyse indiziert. Wenn die Patienten noch eine laufende Streptokokkeninfektion haben, sollten sie antibiotisch behandelt werden. **Über 90 %** der pädiatrischen Fälle mit APSGN **heilen spontan** aus ohne einen signifikanten Verlust der Nierenfunktion.

Gut zu wissen

Die antibiotische Behandlung von Streptokokkeninfektionen reduziert nicht die Inzidenz von APSGN. Sie reduziert jedoch die Inzidenz von **rheumatischem Fieber.**

Pädiatrie

Anamnese

Ein 7 Monate altes Kind wird wegen Luftnot in Ihre Ambulanz gebracht. Die Mutter berichtet, dass das Kind seit zwei Tagen Schnupfen, Husten und erhöhte Temperatur habe. Am Morgen begann ihr Sohn dann, schnell und angestrengt zu atmen, und er verweigerte das Essen. Normalerweise habe er einen guten Appetit und sei bisher immer gesund gewesen. Medikamente nehme er nicht ein, und Kontakt zu kranken Kindern habe er nicht gehabt. Die Familienanamnese ist nicht wegweisend und das Kind habe bisher keine Atemstörungen gehabt.

Körperliche Untersuchung

T: 38 °C   RR: 90/60   AF: 40/min.   P: 158/min.

Das Kind ist ansprechbar, aber gereizt und sehr kurzatmig. Seine Größe und sein Gewicht sind normal für das Alter. Bis auf den Schnupfen ist die Untersuchung des Kopfes und Halses unauffällig. Bei der Untersuchung des Thorax fallen interkostale Einziehungen und eine Tachykardie auf. Bei der Auskultation hört man Knistern, Pfeifen und ein verlängertes Exspirium. Die Untersuchung des Abdomen, der Extremitäten, der Haut und die neurologische Untersuchung sind ohne pathologischen Befund.

Labor/weitere Untersuchungen

Hb: 11 g/dl
Leukozyten: 10 400/μl
Röntgen-Thorax: s. Abb. 19.1

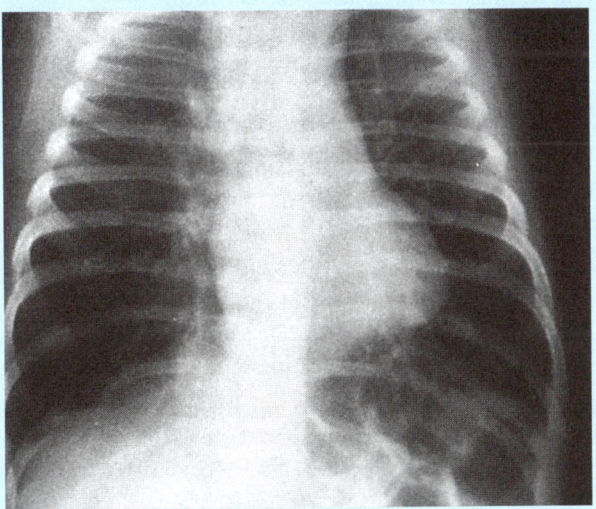

Abb. 19.1: Röntgen-Thorax eines 7 Monate alten Jungen.

Aus: Swischuk, L. E.: The chest. In: Emergency Radiology of the Acutely Ill or Injured Child, 2nd edition. Baltimore, Williams & Wilkins, 1996, pp 1–126; mit Genehmigung.

Diagnose Bronchiolitis

Das Röntgen-Thorax-Bild zeigt umschriebene Überblähungen und flächige, parahiläre, peribronchiale Infiltrate, passend zu einer Bronchiolitis.

Pathophysiologie

Bronchiolitis ist eine Virusinfektion, meist durch das **RS-Virus** (75 % der Fälle) verursacht. Andere Viren sind: **Parainfluenza-,** Influenza- und Adenovirus. Die Infektion betrifft zuallererst die Bronchiolen und verursacht eine Konstriktion und Obstruktion der Bronchien und Bronchiolen. Meistens betrifft es Kinder **zwischen 0 und 18 Monate,** am ehesten in ihrem ersten Winter. Die Bronchiolitis ist **hoch ansteckend** und kleinere Epidemien sind häufig zu beobachten. Besonders gefährdet sind Kinder mit angeborenen Herzfehlern oder Lungenkrankheiten.

Diagnose und Therapie

Die Patienten sind meist unter 18 Monate und haben **zuvor** eine **Infektion der oberen Atemwege mit Schnupfen, Husten und erhöhter Temperatur.** Nach ein oder zwei Tagen bekommen sie akute Atemnot, häufig mit einer **Atemfrequenz von > 60/min.** Es können andere Symptome wie **Gereiztheit, schlechter Appetit** und **Erbrechen** hinzukommen.
Bei der Untersuchung fallen vor allem **Tachypnoe, Tachykardie, interkostale Einziehungen,** ein **verlängertes Exspirium** und **Pfeifen** und **Knistern** über der gesamten Lunge auf. Fieber kann auftreten, ist aber meist nicht sehr hoch. Das Röntgenbild des Thorax ist diagnostisch nicht ausschlaggebend, teilweise sieht man aber die Überblähungen und die flächigen Infiltrate. Die **Diagnose** wird **klinisch** gestellt, man kann aber Nasensekret auf RSV untersuchen, wenn man einen Nachweis braucht, um z. B. mit Ribavirin zu behandeln.
Die **Therapie** ist nur **symptomatisch** möglich mit **Flüssigkeitssubstitution und befeuchtetem Sauerstoff.** In sehr schweren Fällen kann eine Intubation erforderlich sein. Der Einsatz von **Bronchodilatatoren** (z. B. β_2-Mimetikum) und auch Steroiden in schweren Fällen ist etwas kontrovers. Sehr umstritten ist ferner die Gabe des Virostatikums **Ribavirin.** Seit 1999 ist **Palivizumab,** ein humanisierter monoklonaler Antikörper zur passiven **Impfung** gegen RSV-Infektionen bei **Risikogruppen** (Frühgeborene, schwere Lungenfehlbildungen, angeborene Herzfehler) zugelassen. Die Impfung ist sehr **teuer.**

Gut zu wissen

Wichtig ist es, die Bronchiolitis von einer Pneumonie, einem Pseudokrupp und einer Epiglottitis zu unterscheiden. Die **klassische Pneumonie** geht mit hohem Fieber einher und im Röntgen-Thorax-Bild sieht man ein flächiges Infiltrat, das man bei der Auskultation hören kann. Der **Pseudokrupp** ist typisch für ältere Kinder (1–3 Jahre), macht einen bellenden Husten und einen inspiratorischen Stridor (kein exspiratorisches Pfeifen wie bei der Bronchiolitis). Die Kinder mit **Epiglottitis** sind meist noch älter (3–7 Jahre), schwer krank, heiser und mit kloßiger Sprache ohne Husten.

Pädiatrie

Anamnese

Ein 18 Monate altes Kind wird von einem Babysitter in Ihre Ambulanz gebracht. Sie sei die Nachbarin und könne die Eltern nicht erreichen, da sie gerade in der Kirche seien. Als die Eltern das Kind bei ihr ließen, sagten sie, dass das Kind einen Schnupfen habe und sie wollten zu Gott beten, dass er dem Kind genommen würde. Kurz nachdem die Eltern weg waren, bemerkte die Nachbarin, dass das Kind lethargisch wurde, sehr schnell atmete und sich sehr heiß am Kopf anfühlte. Die Nachbarin meint, dass das Kind sonst gesund sei und keine Medikamente einnehme.

Körperliche Untersuchung

T: 40,2 °C   RR: 70/38   AF: 38/min.   P: 168/min.

Das Kind ist sehr lethargisch und nur eingeschränkt ansprechbar. Die Untersuchung des Kopfes und Halses sind unauffällig, und es lassen sich keine fokalen neurologischen Ausfälle feststellen. Eine Tachypnoe und Tachykardie sind vorhanden. Bei der Auskultation der Lunge ist eine umschriebene Infiltration im rechten unteren Quadranten zu hören, das Kind hustet einige Male bei der Untersuchung. Sie fordern ein Röntgen-Thorax-Bild an, das Ihre Verdachtsdiagnose der Lobärpneumonie im rechten Unterlappen bestätigt.

Die Eltern kommen jetzt verstört in Ihre Ambulanz und fordern, ihr Kind mit nach Hause zu nehmen. Sie verweigern jede Therapie, inklusive der Antibiotika und der Flüssigkeitssubstitution, da „Gott das Kind schon heilen wird". Was sollten Sie tun?

Labor

Hb: 11 g/dl
Leukozyten: 22 400/µl
Neutrophile: 84 %

Pathophysiologie

In den meisten Fällen sind die Kinder nicht in der Lage, Entscheidungen zu fällen. Die Eltern als Erziehungsberechtigte sind diejenigen, die die Entscheidungen für ihre Kinder treffen. Wenn die Eltern jedoch beeinträchtigt sind, z. B. durch Drogenmissbrauch oder eine Behinderung, muss die Entscheidung der Eltern, was das Beste fürs Kind ist, in Ausnahmefällen übergangen werden.

Diagnose und Therapie

Als **grobe Regel** kann gelten, dass Eltern eine hoch **effektive und lebensrettende Therapie** wie Antibiotika bei Pneumonie oder Meningitis bei einem zuvor gesunden Kind (wie in diesem Fall) **nicht verweigern** dürfen. In solchen Fällen sollten Sie zuerst versuchen, die **Eltern zu überzeugen,** indem Sie ihnen die Wichtigkeit der Maßnahmen erklären. Wenn das nicht funktioniert, sollten Sie **juristische Wege** einschlagen, um die Therapie genehmigen zu lassen. Wenn genug Zeit ist, kann auch eine Diskussion mit dem Ethikkomitee der Klinik sinnvoll sein. Wenn die Zeit es aber nicht erlaubt, sollte man nach **bestem Gewissen handeln.** Im speziellen Fall von Zeugen Jehovas, die eine Blutübertragung bei ihrem Kind verweigern, darf, wenn diese Blutübertragung die einzige Überlebenschance für das Kind darstellt, die Entscheidung der Eltern übergangen werden.

Bei **chronischer Krankheit** hingegen, wo der Erfolg der Therapie nicht sicher ist oder die Therapie viele Nebenwirkungen hat, haben die Eltern **das Recht,** die **Therapie zu verweigern,** und das muss respektiert werden.

In der Kinderheilkunde sollte immer das **Wohl des Kindes** an oberster Stelle stehen. Wenn eine **Intervention** eindeutig **nicht sinnvoll** ist (z. B. eine fehlgeschlagene Therapie, die keinen Nutzen bringt, sondern nur Schaden zufügt), haben Sie **weder ethische noch juristische Auflagen,** diese weiter durchzuführen, auch wenn die Eltern es fordern.

Gut zu wissen

In einem Notfall, bei dem eine Entscheidung fallen muss und die Eltern nicht erreichbar sind, sollten Sie das Kind **nach Ihrem besten Gewissen** behandeln.

Pädiatrie

Anamnese

Sie werden zu einem wenige Stunden alten Neugeborenen gerufen, der Trinkschwierigkeiten hat. Das Kind ist in der 37. Woche auf die Welt gekommen, die Mutter ist gesund. Sie hatte jedoch nur eine begrenzte Anzahl an Vorsorgeuntersuchungen und direkt vor Geburt wurde ein Hydramnion unklarer Ätiologie im Ultraschall diagnostiziert. Die Geburt war unkompliziert, aber nach der Geburt hatte das Kind gewürgt und Atemschwierigkeiten beim Anlegen an die Brust. Die Hebamme berichtet außerdem, dass sie immer wieder Sekret aus dem Mund- und Rachenraum absaugen musste.

Körperliche Untersuchung

T: 36,9 °C   RR: 86/58   AF: 36/min.   P: 132/min.

Das Kind ist ansprechbar und wirkt nicht beeinträchtigt. Sie bemerken reichlich orales Sekret. Ein Ikterus ist nicht zu sehen. Die neurologische Untersuchung ist unauffällig. Die Lunge ist bei der Auskultation frei. Das Kind hustet aber ein paar Mal bei der Untersuchung. Die restliche körperliche Untersuchung zeigt keinen pathologischen Befund. Sie legen eine Magensonde und fordern ein Röntgenbild an, um die Lage der Sonde zu dokumentieren.

Labor

Hb: 19 g/dl
Bilirubin gesamt: 2,1 mg/dl

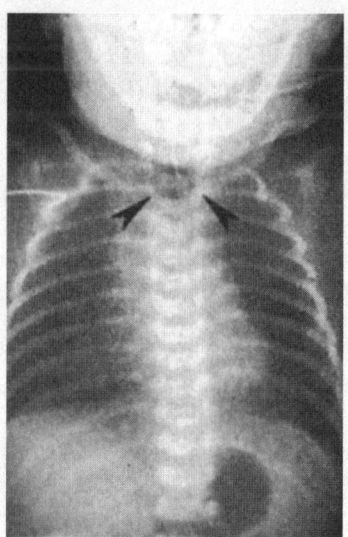

Abb. 21.1: Röntgen-Thorax eines Neugeborenen.

Aus: Ford III, K.L./Pope Jr, T.L. (eds): Aunt Minnie's Atlas and Imaging-Specific Diagnosis. Baltimore, Williams & Wilkins, 1997, pp. 1–25; mit Genehmigung.

Diagnose Ösophagusatresie mit tracheoösophagealer Fistel

Das Röntgenbild zeigt die Magensonde in dem luftgefüllten, blind endenden Ösophagusstück und normale Magenluft bedingt durch die Fistel.

Pathophysiologie

Die **Ösophagusatresie** geht meist mit einer **tracheoösophagealen Fistel** einher (92 % der Fälle), obwohl sie auch alleine bestehen kann (8 %). Die am häufigsten zu findende Fehlbildung bei Ösophagusatresien ist der Typ IIIb nach Vogt (s. Abb. 21.2).

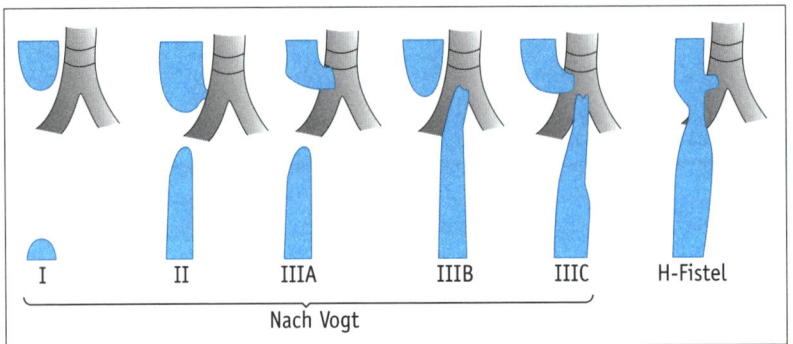

Abb. 21.2: Ösophagusatresie mit Fistel.
Aus: Muntau, Intensivkurs Pädiatrie, 3. A. 2004, Urban & Fischer, S. 276.

Meist sind **andere Fehlbildungen** assoziiert (vertebrale, anorektale, kardiologische, tracheoösophageale, renale oder Hüft-Fehlbildungen), sog. VACTERL- oder VATER-Assoziation. Es sollte immer ein Ultraschall der Nieren und eine Echokardiographie gemacht werden.

Diagnose und Therapie

Säuglinge mit einer Ösophagusatresie zeigen 24–48 h nach Geburt erste Symptome. Sie haben **massenhaft schäumendes Sekret** und **sabbern,** da sie die Spucke nicht schlucken können. Meist fallen die Kinder im Uterus als **Hydramnion** auf, da sie die Amnionflüssigkeit nicht schlucken können. Bei Fütterversuchen kommt es zum **Würgen** oder sogar zur **Zyanose.** Eine **Aspirationspneumonie** ist häufig zu sehen. Es sollte eine **Magensonde** gelegt werden. Im **Röntgenbild** sieht man, wie sie sich im blinden Ende des Ösophagus aufrollt und nicht in den Magen vorgeschoben werden kann. Man kann **Luft im Magen** sehen, wenn eine **distale Fistel** zwischen Trachea und Magen besteht, der Magen kann richtig aufgebläht werden. Bei einer isolierten Ösophagusatresie fehlt Luft im Magen bzw. ganzen Magen-Darm-Trakt. Ein Bariumbreischluck kann die Diagnose sichern, wird aber selten gebraucht und ist gefährlich, da es zur Bariumaspiration kommen kann. Die **Therapie** besteht in der **operativen Korrektur.** Wenn keine anderen größeren Fehlbildungen bestehen, ist die Prognose gut.

Gut zu wissen

Differentialdiagnose: Choanalatresie verursacht Atemschwierigkeiten kurz nach Geburt, falls sie zweiseitig ist (40 %), meist jedoch schon vor den ersten Trinkversuchen, auch wenn das Trinken die Symptome verschlimmert. Bei dieser Fehlbildung kann die Magensonde durch keins der beiden Nasenlöcher in den Rachen geschoben werden. Die Therapie ist operativ.

Pädiatrie

Anamnese

Sie werden zu einem 10 Wochen alten Säugling in die Ambulanz gerufen, der tachypnoisch sei und Trinkschwierigkeiten habe. Das Kind sei zwar in der 33. Woche zur Welt gekommen, aber bisher unauffällig gewesen. Laut der Mutter seien die Atemprobleme in den letzten Wochen langsam immer schlimmer geworden. Fieber oder andere Symptome hätte das Kind nicht. Bis auf die Frühgeburtlichkeit ist die Krankengeschichte leer. Das Kind wird gestillt, die Trinkschwierigkeiten bestünden erst seit einem Tag. Medikamente bekäme das Kind nicht.

Körperliche Untersuchung

T: 36,9°C   RR: 90/60   AF: 42/min.   P: 170/min.

Der Säugling ist ansprechbar, aber tachypnoisch. Kopf und Hals sind unauffällig, die neurologische Untersuchung ist ohne pathologischen Befund. Die Auskultation der Lunge zeigt beidseits basal Knistern. Außerdem besteht eine Tachykardie, ein Pulsus celer et altus und ein hebender Herzspitzenstoß. Im zweiten Intercostalraum links parasternal hört man ein Maschinengeräusch. Die übrige körperliche Untersuchung ist unauffällig.

Labor/weitere Untersuchungen

Hb: 17 g/dl
Leukozyten: 8400/µl
Röntgen-Thorax: vermehrte Lungengefäßzeichnung, prominenter Vorhof und Ventrikel, keine Pneumoniezeichen.

Diagnose Persistierender Ductus arteriosus Botalli (PDA)

Pathophysiologie

Im **Embryonalkreislauf** ist der Ductus arteriosus dafür zuständig, oxygeniertes Blut vom Mutterleib in die arterielle Zirkulation des Feten zu leiten unter **Umgehung** des **Lungenkreislaufs,** der pränatal noch keine Funktion hat. **Nach der Geburt** werden die Lungen durch die ersten Atemzüge mit Luft gefüllt. Dadurch **steigt** die **Sauerstoffkonzentration** im Blut und das bewirkt eine **Konstriktion des Ductus.** Diese Wirkung des Sauerstoffs hat ihren **Gegenspieler** im natürlich vorkommenden **Prostaglandin E2,** das den Ductus offen hält. Bei den meisten Kindern überwiegt die Wirkung der hohen Sauerstoffkonzentration, so dass sich der Ductus kurz nach Geburt verschließt.

Bei manchen Kindern, insbesondere bei **Frühgeborenen,** die vom Atemnotsyndrom betroffen sind, bleibt der Ductus arteriosus offen und es kommt zum **Links-rechts-Shunt,** so dass das gerade mit Sauerstoff gesättigte Blut durch den Ductus erneut in den Lungenkreislauf läuft. Die Lungendurchblutung ist gesteigert, was die **Lungenfunktion** auf Dauer **gefährdet** und zu einer **Herzinsuffizienz** führen kann.

Diagnose und Therapie

Der PDA ist typisch für **Frühgeborene,** aber reife Neugeborene können auch betroffen sein. Kranke Frühgeborene mit PDA zeigen häufig schon kurz nach der Geburt Symptome, während ansonsten gesunde Frühgeborene und reife Neugeborene häufig erst nach Wochen symptomatisch werden. Die Symptome können sein: **Atemprobleme, Tachypnoe** und **Tachykardie.** Bei der körperlichen Untersuchung zeigt sich typischerweise ein **Pulsus celer et altus,** ein **hebender Herzspitzenstoß,** ein **Maschinengeräusch** im 2. Intercostalraum links parasternal und unter der linken Klavikula. Teils kann man **Knistern** über den basalen Lungenabschnitten auskultieren. Das **Röntgen-Thorax-Bild** zeigt die **pulmonale Hyperämie** und einen **prominenten linken Vorhof und Ventrikel.** Die **Diagnose** wird durch die **Echokardiographie** gestellt.

In den ersten zwei Lebenswochen kann **Indometacin** gegeben werden, die Prostaglandinantagonisierung kann den Ductus verschließen. Wenn Indometacin nicht wirkt oder das Kind schon älter ist, kann chirurgisch eine **Ligatur** und Durchtrennung des Ductus erfolgen, oder durch eine Herzkatheterintervention der Ductus verschlossen werden. Wenn komplexe Herzfehler vorliegen (z. B. Trikuspidalatresie, Pulmonalstenose, hypoplastisches Linksherz), muss der Ductus teils mit der Gabe von Prostaglandin E1 offen gehalten werden, bis die Kinder operiert werden können.

Gut zu wissen

Der PDA wird teils mit einer **Rötelninfektion** assoziiert.

Pädiatrie

Anamnese

Eine Mutter stellt ihre 7-jährige Tochter wegen seit gestern bestehendem Unwohlsein und erhöhter Temperatur vor. Das Mädchen hat keine bekannten Erkrankungen, war in letzter Zeit gesund und nimmt keine Medikamente ein. Die Mutter berichtet, dass ein Freund der Tochter gerade eine Erkältung gehabt habe und im Anschluss daran für etwa eine Woche einen fleckigen Ausschlag an Armen und Beinen. Das Mädchen und der Freund haben alle empfohlenen Impfungen zeitgerecht erhalten.

Körperliche Untersuchung

T: 38,3 °C   RR: 100/64   AF: 20/min.   P: 108/min.
Die Patientin wirkt gut entwickelt und gut ernährt. Die Größe und das Gewicht sind normal für das Alter. Sie ist wach und ansprechbar, aber etwas gereizt. Die Untersuchung von Kopf und Hals zeigt ein induriertes, konfluierendes Erythem über beide Wangen, das aussieht als sei sie geschlagen worden. Als sie die Mutter darauf hinweisen, meint diese sich zu erinnern, dass es bei dem Freund vor dem Ausschlag an den Beinen auf den Wangen genauso ausgesehen habe. Die restliche Untersuchung ist unauffällig, und es ist auch sonst nirgends ein Ausschlag zu sehen. Am nächsten Tag ruft die Mutter an und erzählt, dass ihre Tochter jetzt den gleichen Ausschlag auf Armen und Beinen habe wie zuvor der Freund.

Labor

Hb: 12 g/dl
Leukozyten: 8400/μl

Diagnose Erythema infectiosum (EI)

Die Erkrankung wird auch Ringelröteln genannt.

Pathophysiologie

Das EI wird durch eine Infektion mit dem **Parvovirus B 19** verursacht, der auch dafür bekannt ist, **aplastische Krisen** bei Patienten mit **chronischen hämolytischen Erkrankungen** wie der Sichelzellanämie auszulösen. Die **Inkubationszeit** für das EI beträgt **1–2 Wochen,** es ist sehr ansteckend und wird meist durch **Tröpfcheninfektion** übertragen. Die Erkrankung tritt bevorzugt im **Frühling** auf.

Diagnose und Therapie

Meist sind die Patienten im **Schulalter.** Zuerst entwickeln sie **erhöhte Temperaturen** und fühlen sich nicht wohl. Im Verlauf tritt ein **Erythem auf den Wangen** auf, induriert und konfluierend, das aussieht als seien die Kinder geschlagen worden. Der Bereich um den Mund bleibt ausgespart. Nach 1–2 Tagen erscheint ein symmetrischer, blasser makulopapulöser, häufig konfluierender Ausschlag mit erhabenen, fleckigen Bereichen und **girlandenförmiger Anordnung.** An **Stamm** und **Extremitäten** besteht eine zentrale Abblassung. Es kann sehr **juckend** sein. Der Ausschlag verschwindet etwa nach einer Woche. Die **Diagnose** wird **klinisch** gestellt.

Die **Therapie** ist **symptomatisch,** und sobald der Ausschlag erscheint, ist das Kind nicht mehr infektiös. Das Parvovirus B 19 kann Vorläufer der roten Blutzellen im Knochenmark zerstören, was jedoch bei sonst gesunden Kindern keine Konsequenz hat. Bei Kindern mit **verkürzten Lebenszeiten der Erythrozyten** (z. B. Sichelzellanämie, Thalassämie) oder **HIV** kann es zur **schweren Anämie** (aplastischen Krise) kommen. Bei diesen Patienten ist die Erkrankung länger andauernd und man kann die Parvovirus-DNA durch eine Knochenmarkbiopsie nachweisen.

Gut zu wissen

Parvovirus B 19 kann die **Plazenta passieren** und eine **Fehlgeburt** oder einen **Hydrops fetalis** verursachen. Er ist ferner der häufigste Erreger der entzündlichen dilatativen Kardiomyopathie.

Das Erythema infectiosum, das Erythema subitum und andere Infektionskrankheiten müssen gut auseinander gehalten werden. Das Wangenerythem, das aussieht wie geschlagene Wangen, ist das Leitsymptom des EI. Beim Erythema subitum („Dreitagefieber") kommt es zu sehr hohem Fieber für 3–5 Tage und bei wieder erreichter Normaltemperatur erscheint ein Ausschlag.

Anamnese

Ein 5-jähriger Junge leidet unter zunehmender Schwäche und wiederholten Stürzen. Die Mutter berichtet, dass die Symptome sich in den letzten Monaten entwickelt hätten. Erst dachte sie, dass es nur eine Phase sei, aber inzwischen meine sie, dass er krank sei. Sie habe bemerkt, dass er nur noch schwer die Stufen im Haus hinaufkäme. Der Junge war ein Jahr zuvor bei Ihnen in der Untersuchung vollkommen unauffällig gewesen. Krankheiten sind bisher nicht bekannt und Medikamente nehme er keine ein. Der Appetit sei normal. Die Mutter ist adoptiert worden, so dass sie die Krankengeschichte ihrer Familie nicht kennt, aber ihre jugendliche Tochter sei gesund.

Körperliche Untersuchung

T: 36,6 °C   RR: 94/60   AF: 18/min.   P: 88/min.
Das Kind wirkt gut genährt und Größe und Gewicht sind normal für sein Alter. Er ist wach, ansprechbar und gut erzogen. Sie bemerken, dass er etwas watschelt, unsicher geht, und es sieht so aus, als ob er auf den Zehenspitzen in Lordosehaltung läuft. Kopf, Hals und Haut sind unauffällig. Die Untersuchung der Skelettmuskulatur zeigt eine mäßige Schwäche der Muskeln des Hüftgürtels und in geringerer Ausprägung auch des Schultergürtels. Die Waden sind seitengleich vergrößert und fest. Es sind keine fokalen neurologischen Ausfälle zu erkennen, und der Reflexstatus ist normal. Als Sie den Jungen bitten, sich auf den Boden zu legen und dann aufzustehen, bemerken Sie, dass er die Hände braucht, um sich damit auf den Oberschenkeln abzustützen und sozusagen an sich hochklettert.

Labor/weitere Untersuchungen

Hb: 12 g/dl
Leukozyten: 8400/μl
CK: 8700 U/l
Nervenleitgeschwindigkeit: normal

Die **Muskeldystrophie** gehört zu einer Gruppe von **genetischen Erkrankungen,** die einen primären **Defekt** des **muskulären Sarkolemms** zeigen (sie gehören *nicht* zu den Krankheiten des Nervensystems). Die häufigsten Formen sind die **DMD** und der **Typ Becker (BMD),** eine mildere Form des DMD. Beide werden **x-chromosomal rezessiv** vererbt (bei Jungen zu sehen). Es kommt zu einer **Mutation des Dystrophingens** auf dem kurzen Arm des X-Chromosoms. Das Protein Dystrophin befindet sich an der zytoplasmatischen Seite der Zellmembran der Muskelfasern. Bei der DMD ist gar kein Dystrophin vorhanden, bei der Muskeldystrophie Typ Becker ist die Funktion eingeschränkt. Das Ergebnis ist ein **Muskelzellschaden** durch erhöhte mechanische Verletzbarkeit und fortschreitende Degeneration und führt schließlich zum Tod von Muskelzellen. Zwei Drittel der Patienten erben die Krankheit von Ihrer Mutter, bei einem Drittel muss man von einer Spontanmutation ausgehen.

Diagnose und Therapie

Bei DMD sind die Symptome meist vor dem 5. Lebensjahr zu sehen. Die **Muskelschwäche** erscheint **erst** in der **unteren Extremität** und **später** im **Schultergürtel.** Die **Intelligenz** ist leicht vermindert bis normal. Die Patienten werden beschrieben als Kinder, die Schwierigkeiten haben zu rennen, zu klettern (z.B. Stufen), zu springen und zu hüpfen. Sie hinken ihren Altersgenossen hinterher. **Stürze, Schwierigkeiten beim Aufstehen** und **schlechte Balance** werden immer wieder von Eltern berichtet.

Bei der Untersuchung ist die Muskelschwäche meist in den Hüftmuskeln und im Schultergürtel auffällig. Typisch ist die **Pseudohypertrophie der Waden** (zunehmender binde- und fettgewebiger Umbau der Muskulatur) und das **Gowers-Zeichen** (Aufrichten mit Abstützen der Hände auf den Oberschenkeln wegen zu schwacher Hüftmuskulatur). **Schmerzen** bestehen normalerweise nicht. Die **CK** ist zum Zeitpunkt der Diagnosestellung **stark erhöht** (20- bis 100-mal höher als normal). Die Nervenleitgeschwindigkeit ist normal (keine Nervenerkrankung), die **Elektromyographie** zeigt eine verminderte Muskelspontanaktivität und Zeichen der Myopathie. Beim Typ Becker ist es ähnlich, aber in der Ausprägung geringer und die Symptome starten häufig später.

Die Diagnose wird durch eine **DNA-Analyse** und durch die Muskelbiopsie (Muskelfaserdegeneration, -nekrose und -fibrose) bestätigt. Eine **Heilung** ist **nicht möglich.** Symptomatisch wirken Krankengymnastik und man kann Kortison geben, um den Verlauf zu verzögern. Die genetische Beratung ist sehr wichtig für die Eltern. Die **Lebenserwartung** beträgt 16–25 Jahre. Die Patienten sterben meist an einer Ateminsuffizienz oder Herzinsuffizienz. Beim Typ Becker werden sie teils 30 Jahre alt.

Gut zu wissen

Die **myotone Dystrophie** zeigt auch Muskelschwäche, aber vor allem die verzögerte bzw. fehlende Muskelrelaxation (typisch ist das nicht enden wollende Handschütteln). Sie wird autosomal-dominant vererbt.

Pädiatrie

Anamnese

Ein 13-jähriger Junge wird aus Besorgnis über seine Größe und Entwicklung zu Ihnen gebracht. Der Junge ist gesund, bisher sind keine Krankheiten bekannt, die Eltern sind jedoch wegen seiner geringen Größe besorgt. Beide Eltern sind groß, und der Junge ist im Vergleich zu seinen Klassenkameraden klein. Sie fragen sich, ob ihr Sohn irgendeine hormonelle Störung oder eine bisher nicht erkannte Krankheit habe. Der Vater ist auch beunruhigt, da sein Sohn wegen der geringen körperlichen Größe im Sport nicht mithalten kann und auch noch nicht in die Pubertät gekommen ist. Der Vater erinnert sich jedoch, auch ein „Spätentwickler" gewesen zu sein. Die Familienanamnese ist unauffällig. Der Junge ist in der Schule gut und sozial akzeptiert. Symptome oder Beschwerden bestünden nicht.

Körperliche Untersuchung

T: 36,9 °C   RR: 112/70   AF: 16/min.   P: 68/min.

Der Junge ist gut entwickelt und gut ernährt. Die testikuläre und skrotale Größenzunahme hat eingesetzt, aber die Schambehaarung ist spärlich, glatt und noch blond. Die restliche körperliche Untersuchung ist unauffällig. Die Größenkurve ist abgebildet. Das Gewicht liegt auf der 45. Perzentile bezogen auf die Größe.

Labor/weitere Untersuchungen

Hb: 12 g/dl
Leukozyten: 8400/µl
Na: 140 mmol/l
K: 4,1 mmol/l
Glucose: 84 mg/dl
TSH: 2,2 µU/ml

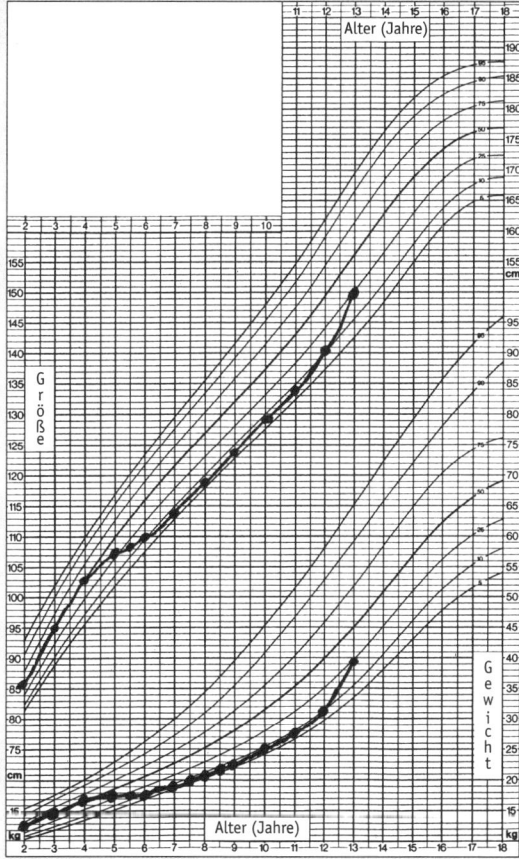

Abb. 25.1: Perzentilenkurve.

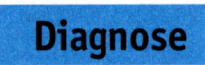

Konstitutionelle Entwicklungsverzögerung als Normvariante

Die Kurve zeigt, dass der Junge schon dabei ist, seine Altersgenossen einzuholen (Kreuzen der Perzentilen seit den letzten drei Untersuchungen).

Pathophysiologie

Der Fachausdruck für **Spätentwickler** ist **konstitutionelle Entwicklungsverzögerung.** Das ist der **häufigste Grund für Minderwuchs** neben dem familiären Minderwuchs. Das Größenwachstum eines Kindes ist ein häufiger Grund zur Sorge für die Eltern. Daher ist es wichtig zu wissen, wann man Eltern beruhigen kann und wann man weiterführende Untersuchungen anordnen sollte.

Diagnose und Therapie

Bei der konstitutionellen Entwicklungsverzögerung ist das Kind **gesund** und hat keine körperlichen Symptome. Diese Kinder sind **bei der Geburt normal groß** und fallen in den ersten 2–3 Lebensjahren, vor allem was die Größe angeht, hinter ihre Altersgenossen zurück. Der **Kopfumfang** ist normalerweise **nicht verkleinert** (nur in den ersten Lebensjahren wichtig). Der **Verlauf** der **Größenkurve** ist **normal,** nur auf einer niedrigeren Perzentile als bei den Altersgenossen. Die **Verzögerung der Pubertät** lässt die Eltern häufig unruhig werden. Das Kind holt die Verzögerung auf und ist schließlich bezogen auf die Familie normal groß oder geringfügig kleiner. Häufig findet sich in der Geschichte des **Elternteils** mit dem gleichen Geschlecht auch eine **Entwicklungsverzögerung.** Bei der konstitutionellen Entwicklungsverzögerung ist häufig auch das **Knochenalter verzögert** im Vergleich zu Gleichaltrigen.

Wichtig zu wissen ist, dass konstitutionelle Entwicklungsverzögerung und familiärer Minderwuchs **Normvarianten** sind und man nicht viele unnötige und teure Tests machen sollte. Der **Verlauf der Größenkurve** ist immer wichtiger als einzelne Messungen. Bei Unsicherheit und einem sonst gesunden Kind sollte immer erst der Verlauf beobachtet werden. Nur wenn **zusätzlich Symptome** auftreten oder der **Verlauf der Größenkurve auffällig** ist, sollte man **weiterführende Untersuchungen** einleiten.

Die **Haupttherapie** bei konstitutioneller Entwicklungsverzögerung und familiärem Minderwuchs ist die **Beruhigung** der Familie. Sie sollten, wenn Sie sich sicher sind, den Forderungen der Eltern nach Hormoninjektionen oder Schädel-MRT nicht nachkommen.

Gut zu wissen

Der klassische Fall einer **pathologischen Größenentwicklung** ist ein Kind, das von der 50. Perzentile plötzlich auf die 5. Perzentile abfällt, klinische Symptome hat oder andere Hinweise auf organische Erkrankungen. Typische Ursachen wären Unterernährung, Vernachlässigung und chronische Krankheiten.

Pädiatrie

Anamnese

Ein 15-jähriges Mädchen kommt in die Klinik, um sich die Pille verschreiben zu lassen. Sie ist mit ihrem 16-jährigen Freund seit 2 Monaten sexuell aktiv. Sie habe keine gesundheitlichen Probleme und nehme keine Medikamente ein. Sie sagt, sie probieren, Kondome zu benutzen, aber ihr sei es zu unsicher. Bei der Frage nach Alkoholkonsum gibt sie zu, manchmal hochprozentigen Alkohol und Marihuana zu nehmen. Sie denkt, sie sollte vielleicht mit jemanden über ihren Drogenkonsum reden, da sie in der Schule Probleme bekäme. Sie fragt, ob Sie ihr jemanden empfehlen könnten.

Körperliche Untersuchung

T: 37 °C   RR: 116/72   AF: 14/min.   P: 64/min.

Die Patientin wirkt gut entwickelt und gut ernährt. Sie ist wach und orientiert. Ihr Vokabular und ihre Argumentation sprechen für eine überdurchschnittliche Intelligenz. Die körperliche Untersuchung einschließlich der des Beckens ist unauffällig und die Geschlechtsentwicklung ist für das Alter normal.

Die Patientin bittet Sie eindringlich, ihren Eltern nichts von Ihrem Kontrazeptionswunsch und dem Drogenmissbrauch zu erzählen. Sollten Sie dem Wunsch nachkommen? Welche Verpflichtungen haben Sie den Eltern gegenüber in dieser Situation? Was wäre, wenn das Mädchen eine sexuell übertragene Krankheit hätte?

Labor

Hb: 12 g/dl

Pathophysiologie

Der Umgang mit Jugendlichen kann viele ethische und moralische Probleme mit sich bringen. Sind sie **älter als 18 Jahre,** können sie **ohne Einverständnis der Eltern** medizinische Beratung in Anspruch nehmen oder verweigern. Sind sie noch keine 18 Jahre alt, ist die Situation schwieriger. Auch wenn viele **Jugendliche** mental dazu in der Lage sein sollten, an medizinischen Entscheidungen beteiligt zu werden, sind doch **nicht alle reif genug,** die **Konsequenzen zu überblicken** und zu tragen.

Diagnose und Therapie

Noch nicht Volljährige, die mental reif sind und die ehrliche und umfangreiche Informationen zu ihren Problemen geben, sollten auch **Beratung in Anspruch nehmen oder verweigern können** wie ein Erwachsener, auch wenn meist die Meinung der Eltern noch eingeholt wird. Als Berater des Jugendlichen sollten Sie bei Disharmonie in der Familie versuchen, dem Jugendlichen die Unterstützung der Eltern wieder nahe zu bringen.

In bestimmten Situationen, wie z.B. **sexuell übertragenen Krankheiten, Kontrazeption, Schwangerschaft, psychiatrischen Erkrankungen** und **Drogenmissbrauch,** ist es Minderjährigen grundsätzlich erlaubt, **medizinischen Rat ohne das Wissen ihrer Eltern** einzuholen. Wichtig ist es, Jugendliche nicht abzuschrecken, **Vertrauen zu gewinnen,** sie zu behandeln, aber sie auch zu ermutigen, die Probleme mit ihren Eltern zu erörtern und dabei Hilfe anzubieten.

Als **„emanzipierte Minderjährige"** werden Jugendliche unter 18 Jahren bezeichnet, die ohne ihre Eltern leben, ihre Finanzen selber regeln, verheiratet sind oder schon Eltern sind. Sie werden meist wie Erwachsene behandelt. In sehr schwierigen Fällen muss das Gericht eingeschaltet werden, doch vorerst sollte immer versucht werden, die Lage zu besprechen und zu einer Einigung zu kommen.

Gut zu wissen

Eltern mögen Sie nach Schwangerschaft oder Drogenmissbrauch ihrer Kinder fragen. Geben Sie **keine Auskunft!** Versuchen Sie herauszufinden, warum die Eltern misstrauisch sind und warum sie das alles hinter dem Rücken ihrer Kinder machen. Versuchen Sie, sie zu ermutigen, direkt mit ihren Kindern zu reden, und bieten Sie dafür Hilfe an. Halten Sie auch **nie** eine **Diagnose vor** einem **Jugendlichen geheim,** weil die Eltern das wollen! Diskutieren Sie stattdessen mit den Eltern, warum sie es verheimlichen wollen, und fragen Sie den Jugendlichen, ob er die Diagnose wissen möchte oder nicht.

Pädiatrie

Anamnese

Ein fünf Monate altes afrikanisch-amerikanisches Baby wird von der babysittenden Nachbarin wegen geschwollener Hände und Gereiztheit in die Klinik gebracht. Die Nachbarin berichtet, dass sie das Baby seit acht Stunden betreut und es bis vor vier Stunden ganz unauffällig gewesen sei. Da habe das Baby plötzlich zu schreien begonnen und sei nicht zu trösten gewesen. Ein paar Stunden später wurden die Hände dick. Die Nachbarin meint, dass Kind sei sonst gesund, sie wisse es aber nicht genau. Im Krankenhaus sei das Kind noch nie gewesen, und Medikamente nehme es auch nicht ein. Der Bruder habe aber irgendwelche „Blutprobleme".

Körperliche Untersuchung

T: 37,7 °C   RR: 88/56   AF: 40/min.   P: 138/min.

Das Baby ist etwas tachypnoisch, wach, aber sehr gereizt. Es fällt eine sklerale Blässe auf. Die Ohren, Nase und Rachen sind bei der Untersuchung unauffällig. Die Auskultation der Lunge ist frei, das Herz schlägt schnell, aber regelmäßig. Bei der Untersuchung des Abdomens fällt eine leichte Hepatosplenomegalie auf. Die Untersuchung der Extremitäten zeigt eine symmetrische Schwellung der Hände, Füße, Finger und Zehen.

Labor

Hb: 8 g/dl
Leukozyten: 15 400/µl
Thrombozyten: 390 000/µl
Peripherer Blutausstrich: siehe Abb. 27.1

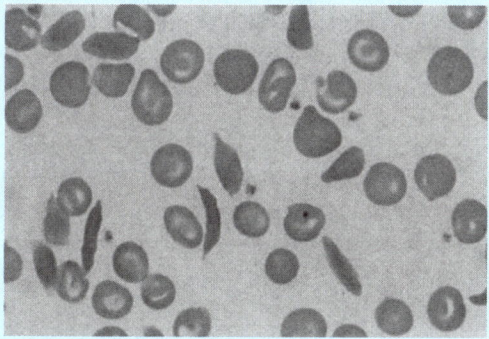

Abb. 27.1: Peripherer Blutausstrich.
Aus: Wood, M.E. (ed.): Hematology/Oncology Secrets, 2nd edition. Color panels. Philadelphia, Hanley & Belfus, Inc., 1999; mit Genehmigung.

Hand-Fuß-Syndrom bei Sichelzellanämie

Der periphere Blutausstrich zeigt Sichelzellen.

Pathophysiologie

Der Austausch von Glutamin gegen Valin in Position 6 der β-Kette führt zur Bildung von einem abgewandelten Hämoglobin (HbS). Die Sichelzellanämie wird **autosomal-rezessiv** vererbt. Heterozygote sind Genträger, aber asymptomatisch. Durch das veränderte Hämoglobin haben die Erythrozyten eine verkürzte Lebensdauer. Es kommt zur Anämie und durch die formveränderten Erythrozyten (**Sichelzellen**) zu **Gefäßverschlüssen** und Organinfarkten. Die Sichelzellanämie kann auch als Mischmutation auftreten (z. B. ein Sichelzellgen und ein Gen für Beta-Thalassämie), aber meist kommt es alleine vor. Die Sichelzellanämie tritt bevorzugt in **Afrika, Südeuropa, Arabien** und **Indien** auf. Die **Mortalität** konnte durch moderne Therapien von 25 % auf 3 % gesenkt werden und ein Überleben über das 40. Lebensjahr ist inzwischen häufig.

Diagnose und Therapie

Die **Symptome** erscheinen erst im Alter von **3–6 Monaten,** da nach der Geburt noch HbF vorhanden ist. Das **Hand-Fuß-Syndrom** ist häufig die erste Manifestation. Dabei kommt es durch Knochenmarkinfarkte zu plötzlichen **Schmerzen** und symmetrischen **Schwellungen** der Hände, Füße, Metakarpalia und Zehen ohne schwere Allgemeinerkrankung. Sie sollten die Skleren untersuchen, nach Gereiztheit und einer positiven Familienanamnese schauen. Patienten mit Sichelzellanämie haben eine **mikrozytäre hämolytische Anämie (hohe Retikulozytenzahlen),** und der periphere Blutausstrich bestätigt die Diagnose während einer Krise. Bei Kleinkindern kann man eine **Hepatosplenomegalie** diagnostizieren, aber grundsätzlich ist die Milz wegen der Autoinfarkte in einem Alter von 5–6 Jahren nicht mehr tastbar (Autosplenektomie). Die Infarkte können alle Organe betreffen und schmerzhafte Krisen auslösen, wie das **akute thorakale Syndrom,** einen Schlaganfall, eine aseptische Hüftkopfnekrose, Niereninsuffizienz oder Ulcera an den Beinen. Eine Osteomyelitis durch **Salmonellen** kommt häufiger bei Sichelzellanämiepatienten vor.

Die Therapie beinhaltet die **prophylaktische Gabe von Penicillin** bei Kindern, sobald die Diagnose gestellt wurde, Impfungen (insbesondere gegen **Pneumokokken,** da die Dysfunktion der Milz das Risiko einer Sepsis erhöht), **ausreichend Flüssigkeit, Oxygenierung** und **Schmerztherapie** bei schmerzhaften Krisen. **Transfusionen** werden gegeben, wenn sie klinisch gebraucht werden, nicht nach Laborwerten.

Gut zu wissen

Eine Isosthenurie und Hyposthenurie (Unfähigkeit der Niere, den Harn zu konzentrieren) und eine Hämaturie sind klassische Befunde bei der Sichelzellanämie.

Pädiatrie

Anamnese

Sie werden zu einem 36 h alten Säugling wegen eines Krampfanfalls in die Ambulanz gerufen. Das Kind wurde zu Hause vaginal entbunden, Komplikationen gab es keine. Die Mutter berichtet, dass das Kind schon 24 h nach der Geburt seine Muskeln unnatürlich anspannte, seit ca. 1 h würde es krampfen. Sie habe zwei gesunde Kinder, und die Familiengeschichte ist leer in Bezug auf Krampfanfälle. Ihre Schwangerschaft sei unkompliziert gewesen, Vorsorgeuntersuchungen habe sie kaum wahrgenommen. Sie verneint alle Fragen nach eigenen Erkrankungen während der Schwangerschaft oder chronischen Leiden.

Körperliche Untersuchung

T: 36,6 °C   RR: 88/56   AF: 42/min.   P: 152/min.

Der Säugling ist etwas lethargisch, leicht tachypnoisch, nervös, und Sie bemerken zahlreiche Karpopedalspasmen. Sein Gesicht ist auffällig mit tief sitzenden Ohren, weit auseinander liegenden Augen und einem kleinen Kinn. Die Lunge ist bei der Auskultation frei, während über der linken Sternalseite ein raues 4/6-Holosystolikum auskultierbar ist. Der Säugling wirkt leicht zyanotisch. Die Untersuchung des Abdomen ist unauffällig.

Labor

Hb: 21 g/dl
Leukozyten: 13 400/µl
Na: 140 mmol/l
K: 4,1 mmol/l
Kreatinin: 0,7 mg/dl
Harnstoff N: 7 mg/dl
Albumin: 3,2 g/dl
Ca: 6,0 mg/dl
Phosphat: 7,7 mg/dl (normal 4–7)

Diagnose Di-George-Syndrom

Pathophysiologie

Das **Di-George**-Syndrom ist eine **embryonale Fehlentwicklung** der 3. und 4. **Schlundtasche,** was bewirkt, dass die **Nebenschilddrüsen** und der **Thymus fehlen oder unterentwickelt** sind. Trotz der Unterentwicklung des Thymus sind normalerweise ein paar T-Zellen vorhanden, so dass der begleitende Immundefekt verschieden stark ausgeprägt ist. Assoziierte Gesichtsfehlbildungen und Herzfehler sind häufig.

Diagnose und Therapie

Bei Geburt sind die Kalziumwerte durch die Versorgung des Feten mit Kalzium durch die Mutter noch normal. **Gesichtsauffälligkeiten** sind: tief sitzende Ohren, fliehendes Kinn und weit auseinander liegende Augen. **Herzfehler** treten in 75 % der Fälle auf, meist in Form von Aortenbogenfehlbildungen oder einem Truncus arteriosus, der dann mit einem VSD vergesellschaftet ist (das dazugehörige Geräusch ist in diesem Fall beschrieben). Häufig zeigt sich eine **Zyanose.** Nach **24–48 h** tritt die **Hypokalzämie** ein, und deren Symptome bestimmen das klinische Bild. Die Säuglinge sind **nervös,** haben **Karpopedalspasmen** (starke Spasmen der Hand- und Fußmuskulatur), **Bronchospasmen** und schließlich **Krampfanfälle**. Die **Therapie** der Wahl ist sofortige Gabe von **Kalzium i.v.**

Gut zu wissen

Gibt man betroffenen Patienten unbestrahltes Blut, kann es zu einer Graft-versus-Host-Reaktion kommen, indem die immunkompetenten T-Zellen aus der Konserve eine Abstoßungsreaktion gegen den Wirt auslösen.
Bei schwerem T-Zell-Defekt ist eine Knochenmark- oder Thymustransplantation in Erwägung zu ziehen.

Anamnese

Ein 16-jähriges Mädchen klagt über Erschöpfung, Unwohlsein und nächtliches Schwitzen. Sie verneint Fragen nach Husten, Atemprobleme, Kontakte zu Kranken oder Reisen in der letzten Zeit. Sie gibt zu, in den letzten Monaten 15 Pfund an Gewicht verloren zu haben, obwohl sie ihre Essgewohnheiten und ihr Leben allgemein nicht verändert habe. Sie ist eine gute Schülerin und nehme weder Drogen noch Alkohol zu sich. Krankheiten seien bei ihr nicht bekannt, und Medikamente nehme sie auch nicht ein. Die Patientin fühle sich nicht traurig und sagt, dass sie viele gute Freunde in der Schule und Nachbarschaft habe. Die Familiengeschichte ist unauffällig.

Körperliche Untersuchung

T: 37,7 °C   RR: 116/78   AF: 14/min.   P: 74/min.

Die Patientin ist sehr dünn, wirkt aber nicht krank. Die Skleren sind nicht blass und die Untersuchung des Rachens ist unauffällig. Es finden sich zahlreiche vergrößerte, nicht druckdolente Lymphknoten bilateral am Hals. Die Auskultation der Lunge ist frei, es sind keine Herzgeräusche auskultierbar. Die Untersuchung des Abdomens zeigt keine Organvergrößerung. Die Haut über dem Abdomen wirkt schlaff, passend zum Gewichtsverlust. Sie ordnen eine Lymphknotenbiopsie an, die auffällige Zellen zeigt (s. Abb. 29.1).

Labor/weitere Untersuchungen

Hb: 13 g/dl
Leukozyten: 9400/ml
Eosinophile: 12 %
Thrombozyten: 400000/µl
Röntgen-Thorax: s. Abb. 29.2.

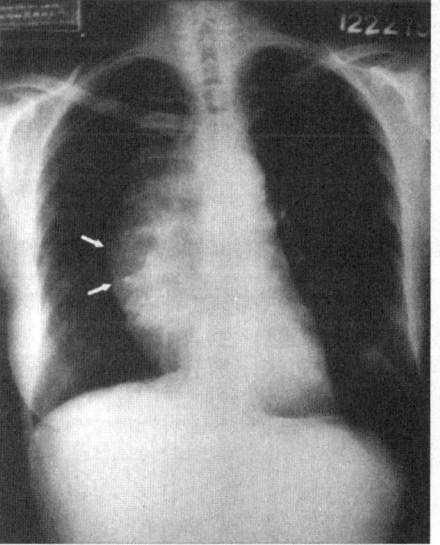

Abb. 29.2: Röntgen-Thorax eines 16-jährigen Mädchens.
Aus: James, E.C./Corry, R.J./Perry Jr, J.F.: Chest wall, pleura, mediastinum, and diaphragma. In: Principles of Basic Surgical Practice. Philadelphia, Hanley & Belfus, Inc., 1987, pp. 172–187; mit Genehmigung.

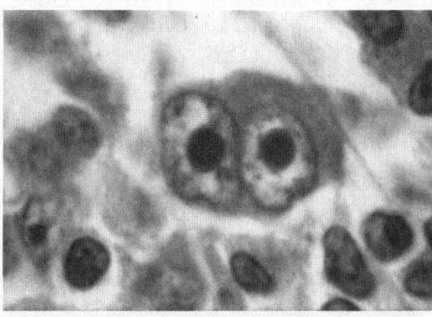

Abb. 29.1: Zellbild einer Lymphknotenbiopsie.
Aus: Wood, M.E. (ed.): Hematology/Oncology Secrets, 2nd edition. Color panels. Philadelphia, Hanley & Belfus, Inc., 1999; mit Genehmigung.

Die Biopsie zeigt die für Morbus Hodgkin typischen **Sternberg-Reed-Riesenzellen** (Eulenaugenzellen) und der Röntgen-Thorax zeigt ein mediastinales Lymphknotenkonglomerat rechts (Pfeile).

Pathophysiologie

Die Hodgkin-Erkrankung zeigt **zwei Altersgipfel** mit **15–34** und mit **> 50** Jahren. Das männliche Geschlecht überwiegt mit 1,5–2:1. Im Gegensatz zum Non-Hodgkin-Lymphom zeigt sich das Hodgkin-Lymphom erst lokalisiert am Hals und/oder Mediastinum und breitet sich von dort kontinuierlich und weitestgehend organisiert aus, so dass das Lymphom sehr ausgedehnt vorkommen kann. Die Sternberg-Reed-Zellen scheinen sich aus **B-Lymphozyten** zu entwickeln. Das Lymphom ist bösartig, spricht aber gut auf die Therapie an, so dass **> 80 %** der Patienten **geheilt** werden können.

Diagnose und Therapie

Der klassische Patient ist **männlich,** im **jungen Erwachsenenalter** und hat eher **unspezifische Allgemeinsymptome** (sie werden **B-Symptome** genannt, z.B. beim Stadium IIB, während „A" bedeutet, dass die Symptome fehlen). Die Allgemeinsymptome umfassen: **Erschöpfung, Unwohlsein, erhöhte Temperatur, Gewichtsverlust** und **Nachtschweiß.** Die B-Symptome werden aber nur bei 30 % der Patienten mit Morbus Hodgkin beobachtet, auch **Juckreiz** kann auftreten. In manchen Fällen werden **Halslymphknoten** (90 % der Fälle) oder **mediastinale Lymphknoten** im Röntgen-Thorax bei Routineuntersuchungen entdeckt. Häufig kommt es zum **Immundefekt,** so dass die Patienten für Infektionen prädisponiert sind.
Bei der körperlichen Untersuchung sind meist Halslymphknoten zu tasten und teils eine **Splenomegalie.** Die Erkrankung kann der **Mononukleose, HIV** oder **Sarkoidose** ähneln. Die Blutuntersuchung ist meist unspezifisch (leichte Leukozytose, Thrombozytose, Anämie). Eine **Eosinophilie** (20 % der Patienten) sollte einen an ein hämatologisches Geschehen denken lassen. Der Röntgen-Thorax zeigt massige bilaterale mediastinale Lymphknotenvergrößerungen.
Die Diagnose wird meist durch eine **Lymphknotenbiopsie** eines befallenen Lymphknoten gestellt, in der man die Sternberg-Reed-Riesenzellen sieht. Es wurden bisher **vier Subtypen** der Hodgkin-Erkrankung beschrieben: **lymphozytenreich** (beste Prognose), **Mischtyp** (am häufigsten), **lymphozytenarm** (selten, schlechte Prognose) und **nodulär sklerosierend** (meist bei Frauen, gute Prognose). Das Staging wird durch eine **CT-Untersuchung, Knochenmarkbiopsie** und vermehrt **PET-Untersuchung** gemacht. Eine Laparotomie ist nur selten notwendig. Die **Therapie** besteht in **Bestrahlung** und/oder **Chemotherapie.**

Gut zu wissen

Es besteht nach derzeitiger Lehrmeinung eine Assoziation zwischen einer **EBV-Infektion** und dem afrikanischen **Burkitt-Lymphom.** Manche glauben, dass EBV auch mit dem Hodgkin assoziiert ist, und es wurden teils schon vereinzelt Sternberg-Riesenzellen bei der Mononukleose gefunden.

Pädiatrie

Anamnese

Ein 8 Monate alter Junge wird zu Ihnen in die Ambulanz gebracht, da er hohes Fieber und möglicherweise einen Krampfanfall hat. Beim Aufwachen schien noch alles normal, doch er fühlte sich heiß an und beim Messen der Temperatur hatte er 38,9 °C. Da er sonst spielte und aß, hat die Mutter erstmal nichts gemacht. Später sei die Temperatur dann auf 40 °C gestiegen. Plötzlich fing das Kind an, zu zucken und reagierte ca. 20 s nicht auf sie. Sie entschied sich, ihn in die Ambulanz zu bringen. Bisher habe er so etwas noch nie gehabt, und auch in der Familiengeschichte seien keine Krampfleiden bekannt. Er habe keine bekannten Erkrankungen und nehme keine Medikamente ein. Die Mutter berichtet, dass das Nachbarskind auch hohes Fieber gehabt habe, was aber ganz schnell auch wieder weg gewesen sei, und dann habe es einen Ausschlag bekommen.

Körperliche Untersuchung

T: 40,1°C   RR: 90/58   AF: 24/min.   P: 138/min.

Das Kind ist wach und ansprechbar und wirkt nicht stark krank. Bei der Untersuchung des Kopfes und Halses fallen nur ein paar vergrößerte Lymphknoten hinter beiden Ohren auf. Die Ohren und der Rachen sind unauffällig. Eine Pupillenreaktionsprüfung mit einer Taschenlampe scheint das Kind nicht zu stören. Die Auskultation der Lunge ist frei, Herzgeräusche sind nicht auskultierbar, nur eine leichte Tachykardie. Die Untersuchung des Abdomens, der Haut und der Extremitäten ergeben keinen pathologischen Befund. Es sind keine neurologischen Ausfälle festzustellen.

Labor/weitere Untersuchungen

Hb: 12 g/dl
Leukozyten: 6400/ml
Thrombozyten: 300 000/µl
Peripherer Blutausstrich: normal
Glucose: 88 mg/dl
Creatinin: 0,3 mg/dl
Lumbalpunktion: unauffällig
Urinstatus: normal
Röntgen-Thorax: normal

Diagnose Exanthema subitum (3-Tage-Fieber)

Pathophysiologie

Die Erkrankung wird durch das **Humane-Herpes-Virus Typ 6** (HHV 6) ausgelöst. Die Fälle treten typischerweise im Frühling und Herbst auf, meist als kleine Epidemie. Es ist wichtig die Erkrankung zu erkennen, um sie von anderen, gefährlicheren Erkrankungen wie Sepsis, Pyelonephritis und Meningitis zu unterscheiden.

Diagnose und Therapie

Die betroffenen Kinder sind meist **zwischen 6 Monate und 3 Jahre** alt. Die Infektion beginnt mit **plötzlichem hohen Fieber** bis 40 °C. Die Kinder wirken dabei **nicht sehr krank,** obwohl sie so hohes Fieber haben (**sehr wach, aktiv, nicht gereizt, normaler Appetit**). Häufig sind die **aurikulären und/oder zervikalen Lymphknoten** leicht **geschwollen.**
Das Fieber **hält 3–4 Tage** ohne erkennbaren Grund oder lokalisierte Symptome an. Da das Fieber so hoch ist, können **Fieberkrämpfe** vorkommen (Fieberkrämpfe treten meist zwischen dem 5. Monat und 5 Jahren auf). Danach fällt das Fieber abrupt ab, und es tritt ein makulärer oder makulopapulärer **Ausschlag** an der Brust und am Bauch, seltener im Gesicht und an den Extremitäten auf. Der Ausschlag ist teils klein oder atypisch und hält normalerweise **weniger als zwei Tage an.** Die **Therapie** ist nur symptomatisch. Man gibt **Paracetamol,** um das Fieber und das Risiko von Fieberkrämpfen zu senken. Ferner muss man auf eine ausreichende **Flüssigkeitszufuhr** achten, um Dehydratation durch das hohe Fieber zu vermeiden.
Das Exanthema subitum muss von **lebensgefährlichen bakteriellen Infektionen** mit hohem Fieber **unterschieden** werden. Gerade bei auftretenden Krampfanfällen und hohem Fieber ist an eine **Meningitis** zu denken. Patienten mit Exanthema subitum wirken jedoch nicht sehr krank und haben kaum Laborveränderungen (keine ausgeprägte Leukozytose, Urinstatus, Röntgen-Thorax und Lumbalpunktion normal, keine Zeichen einer Otitis media). Wenn der Fall so klassisch beschrieben wird, mit Kontakt zu Kindern, die an Exanthema subitum erkrankt sind, sollte man nicht zu viel Diagnostik einleiten. Sobald die **Erkrankung** jedoch **atypisch** oder das **Kind sehr krank** wirkt (lethargisch, hypoton, schlechter Appetit, Erbrechen), sollte man eine Lumbalpunktion durchführen und auch sonst aggressiv nach einer Ursache für das Fieber suchen und im Zweifelsfall empirisch Antibiotika geben.

Gut zu wissen

Die Gabe von **Aspirin** ist bei Kindern immer zu vermeiden, da es das **Reye-Syndrom** auslösen kann.

Pädiatrie

Anamnese

Eine Mutter kommt auf Empfehlung der Kindergärtnerin mit ihrem 4-jährigen Sohn. Die Kindergärtnerin meint, das Kind sei hyperaktiv und weniger intelligent als Altersgenossen, was der Mutter auch auffällt. Das Kind war mit einem Ventrikel-Septum-Defekt auf die Welt gekommen, der gleich nach Geburt korrigiert wurde. Das Kind wog bei Geburt, obwohl es reif zur Welt kam, nur 2725 g. Die Schwangerschaft war unauffällig. Die Mutter gibt jedoch zu, dass sie in den letzten zehn Jahren alkoholabhängig war und auch während der Schwangerschaft getrunken habe. Die Familienanamnese ist in Bezug auf Minderwuchs, mentale Retardierung oder psychische Störungen bis auf Alkoholabhängigkeit leer.

Körperliche Untersuchung

T: 36,8 °C   RR: 96/64   AF: 20/min.   P: 88/min.
Der Patient ist aktiv und antwortet auf Fragen, wirkt jedoch in der emotionalen und intellektuellen Entwicklung verzögert. Sie vermuten eine mentale Retardierung. Die Fazies ist weiter unten abgebildet. Die Untersuchung des Thorax und Abdomens sind unauffällig. Das Kind ist während der Untersuchung aktiv und rastlos. Es scheint nicht fähig zu sein, auch nur für kürzeste Zeit, ruhig zu halten oder zu zuhören. Es bestehen keine Hautauffälligkeiten und die neurologische Untersuchung ist unauffällig.

Labor

Hb: 12 g/dl
Leukozyten: 7400/µl
TSH: 1,9 µU/ml
Albumin: 4,3 g/dl

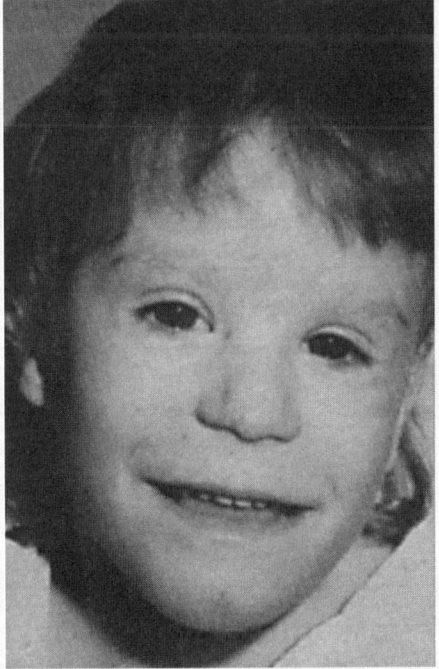

Abb. 31.1: Fazies des Jungen.
Aus: „Congenital malformations." In: Sadler, TW: Langman's Medical Embryology, 6th ed. Baltimore, Williams & Wilkins, 1990, S. 115–138; mit Genehmigung.

Diagnose Alkoholembryopathie

Das Foto zeigt typische Gesichtsauffälligkeiten bei Alkoholembryopathie: Mandibulahypoplasie, eng zusammen liegende Augen, eingesunkene Nasenwurzel und ein schmales Lippenrot.

Pathophysiologie

Die fetale Embryopathie ist die **häufigste vermeidbare Ursache für mentale Retardierung.** Größere Mengen von Alkohol sind normalerweise mit einer Alkoholembryopathie assoziiert. Da man keine allgemeinen Richtwerte ausgeben kann, heißt es in der Schwangerschaft: **„nur kein Alkohol ist guter Alkohol"**.

Diagnose und Therapie

Mütterlicher Alkoholmissbrauch während der Schwangerschaft, häufig mit über fünf Gläsern Alkohol pro Tag, ist typisch. Die Kinder sind häufig **intrauterin wachstumsretardiert,** bei der Geburt sehr **klein** und **mikrozephal.** Sie können bis ins Laufalter hinein klein bleiben. **Mentale Retardierung, Lernschwierigkeiten** und **Verhaltensstörungen,** insbesondere Aufmerksamkeitsdefizite und Hyperaktivität, sind mit der Alkoholembryopathie assoziiert und können bestehen bleiben. Auch die **motorische Entwicklung und Koordinationsfähigkeit** können beeinträchtigt sein. Es können **kardiovaskuläre Fehlbildungen** (klassisch ein VSD oder ASD), Skelettfehlbildungen und Dysmorphiezeichen vorliegen. Das klassische Gesicht bei Alkoholembryopathie zeigt: **eng zusammen liegende Augen,** eine **eingesunkene Nasenwurzel, Mandibulahypoplasie** und ein **schmales Lippenrot.** Die Therapie ist symptomatisch.

Gut zu wissen

Auslöser	Anomalien/betroffene Organsysteme
Thalidomid	Extremitätenanomalien, Mikrophthalmie
Diphenylhydantoin	Mikrozephalie, kurze Fingerendphalangen mit Nagelhypoplasie, mentale Retardierung, kardiovaskuläre Defekte
Tetrazykline	Zahnverfärbungen
Trimethadion	Dysmorphiezeichen des Gesichts, mentale Retardierung, kardiovaskuläre Defekte
Aminoglykoside	Taubheit
Warfarin	Skelettdeformitäten, geistige Retardierung
Valproinsäure	Spina bifida, Hypospadie, teils charakteristische Gesichtszüge
Carbamazepin	Fingernagelhypoplasie, Dysmorphiezeichen des Gesichts
Progesteron	Maskulinisierung beim weiblichen Geschlecht
Isotretinoin	Hydrozephalus, Anomalien des N. opticus, Anotie, Herzfehler
Nikotin	geringes Geburtsgewicht, Frühgeburtsrisiko
Kokain	Hirninfarkte, mentale Retardierung, gastointestinale-, Harntrakt-, Hüftanomalien
Lithium	Herzfehler (Ebstein-Anomalie)
Diazepam	Lippen-Kiefer-Gaumenspalte
Diethylstilboestrol	Klarzell-Vaginal-Ca, Adenosis, Cervixinsuffizienz
Strahlen	intrauterine Größenretardierung, ZNS, Gesichtsanomalien, Leukämie
Antikonzeptiva	VACTERL-Syndrom (s. Fall 21)

Anamnese

Eine Mutter kommt mit ihrem 6-jährigen Sohn wegen „extremer Tagträume", die er zu Hause wie auch in der Schule habe. Häufig höre er mitten im Satz auf zuzuhören und starre für ein paar Sekunden einfach in die Luft. Die Episoden dauerten zwischen 15 und 20 Sekunden und träten mehrfach täglich auf. Die Lehrerin berichtet sogar, dass er beim Reden mitten im Satz aufhöre zu sprechen und in die Ferne blicke. Er würde den Satz irgendwann beenden, wenn ihm danach wäre. Die Mutter bestätigt, dass die Augen in den Abwesenheitsepisoden flattern, als ob er sich über sie lustig mache. Fragt sie nach seinem Benehmen, zuckt er mit den Schultern und weiß nicht, wovon sie spricht. Sie sagt, dass ihr Sohn sonst in der Schule wie auch zu Hause ein liebes Kind sei, und fragt sich, ob das Benehmen in letzter Zeit mit ihrer Scheidung zu tun haben könnte. Das Kind hat keine Krankheitsgeschichte und nimmt keine Medikamente ein.

Körperliche Untersuchung

T: 36,9 °C   RR: 96/64   AF: 18/min.   P: 84/min.
Der Junge ist wach, ansprechbar und gut erzogen. Die Größe und das Gewicht sind normal für das Alter. Die körperliche Untersuchung ist unauffällig, und es fallen keine neurologischen Defizite auf.

Labor

Hb: 12 g/dl
Leukozyten: 7400/µl
TSH: 2,1 µU/ml
Na: 140 mmol/l

Diagnose Epilepsie mit Absencen

Pathophysiologie

Krampfanfälle können zahlreiche Ursachen haben, wie z. B. idiopathisch, metabolisch, ischämisch, infektiös, genetisch, anatomisch, traumatisch und neoplastisch. Epilepsie wird definiert als **wiederkehrende Krampfanfälle** mit **struktureller oder ev. nur funktioneller Anomalie des Gehirns** von bekannter oder unbekannter Ursache. Die Krampfanfälle werden grob nach dem klinischen Erscheinungsbild eingeteilt in **partielle** (die Anfälle beginnen in einer bestimmten Zone oder Hälfte des Gehirns, im EEG kann man die Region häufig lokalisieren) oder **generalisierte** (die Anfälle beginnen in beiden Hemisphären gleichzeitig) Anfälle. Die partiellen Anfälle teilt man wiederum in **einfache** (Bewusstsein erhalten) und **komplexe** (Bewusstseinsverlust) Anfälle. Die klassischen Formen der generalisierten Anfälle sind die **tonisch-klonischen** Anfälle („Grand-Mal") und die **Absencen**. Außer diesen Formen gibt es noch viele seltene Formen.

Diagnose und Therapie

Absencen sind meist **primär (idiopathisch)** und treten fast immer **vor dem 20. Lebensjahr** auf. Die meisten Kinder fallen im Alter zwischen **4 und 8 Jahren** auf. Eine Absence zeigt sich durch einen **kurzzeitigen (15–45 s) Bewusstseinsverlust,** bei dem die Betroffenen mit einem **starren Blick** in die Ferne oder einfach als unaufmerksam beschrieben werden. Es können von ein **paar bis zu hundert** Anfälle **pro Tag** vorkommen. Sie beginnen ganz **plötzlich** und enden ebenso plötzlich. Normalerweise kommt es danach zu **keiner Aura** und auch **keinem postiktalen Dämmerzustand** – ein wichtiger Punkt der Differentialdiagnose. Häufig bestehen keine anderen Symptome. Es kann zu **Zuckungen der Augenlieder** oder zu **geringen motorischen Symptomen** (so genannten Automatismen) kommen, wie z. B. Schmatzen oder ein erhöhter Muskeltonus während des Anfalls.
Die Diagnose wird durch die Anamnese und das **EEG** gestellt, indem das klassische „**3/s-spike-and-wave**"-Muster zu sehen ist. Die Anfälle können häufig durch **Hyperventilation provoziert** werden, um die Diagnose zu sichern. Die Therapie der Wahl bei reinen Absencen ist **Ethosuximid, Valproat** oder als Reservemittel Lamotrigin.

Gut zu wissen

Fieberkrämpfe können bei hohem Fieber, insbesondere bei plötzlichem Beginn, im Alter von **5 Monaten bis 5 Jahren** auftreten. Das Kind hat nur **einen kurzen Krampfanfall** (< 5 min) und keine andere Ursache für einen Anfall, wie z. B. eine Meningitis. Nach einem einzigen Fieberkrampf hat ein Kind nur ein **gering erhöhtes Risiko, an einer Epilepsie zu erkranken**. 95 % der Kinder mit einem Fieberkrampf werden nie wieder einen Krampfanfall erleiden (sie haben keine Epilepsie!).
Nach einem tonisch-klonischen Krampfanfall werden nur 50 % einen weiteren Krampfanfall bekommen. Das bedeutet, dass man keine Antiepileptika nach einem einzigen Krampfanfall verordnen, sondern **abwarten und beobachten** sollte.

Pädiatrie

Anamnese

Ein 4-jähriges Kind mit Down-Syndrom leidet an einem Ausschlag, Erschöpfung und Blässe. Die Mutter berichtet, dass ihre Tochter seit ein paar Wochen immer müde und sehr blass sei. Außerdem habe die Mutter bemerkt, dass ihre Tochter schnell blaue Flecken bekäme. Der am Vortag aufgetretene Ausschlag und das Fieber habe sie dann dazu bewogen, zum Arzt zu gehen. Das Kind sei sonst gesund und habe keinen Kontakt zu anderen kranken Kindern gehabt. Die Impfungen sind soweit vollständig. Von der bisherigen Krankengeschichte ist nur zu berichten, dass ein großer ASD kurz nach Geburt korrigiert worden ist.

Körperliche Untersuchung

T: 39,1 °C   RR: 92/58   AF: 30/min.   P: 134/min.

Das Mädchen ist blass und leicht tachypnoisch. Die Skleren und das Lippenrot sind blass. Der Rachenraum ist gerötet. Es fällt eine Lymphadenopathie auf. Die Lunge ist bei der Auskultation frei. Sie bemerken eine Tachykardie ohne Herzgeräusch. Bei der Untersuchung des Abdomens fällt eine leichte Hepatosplenomegalie auf. Die Untersuchung der Genitale und des Rektums sowie die neurologische Untersuchung sind unauffällig. Über den ganzen Körper verteilt sehen Sie auf der Haut zahlreiche Effloreszenzen (s. Abb. 33.1).

Labor

Hb: 7 g/dl
Retikulozyten: 0,5 %
Leukozyten: 2400/μl
Thrombozyten: 18 000/μl
Na: 138 mmol/l
K: 4,7 mmol/l
Creatinin: 0,5 mg/dl

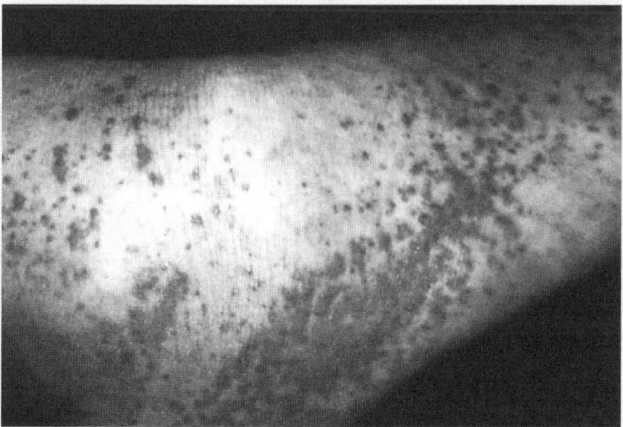

Abb. 33.1: Effloreszenzen auf der Haut des Kindes.

Akute lymphatische Leukämie

Das Foto zeigt multiple Petechien, die durch die Thrombozytopenie verursacht werden.

Pathophysiologie

ALL ist die **häufigste maligne Erkrankung im Kindesalter.** Die akute Leukämie und die Lymphome machen zusammen 50 % der malignen Erkrankungen der unter 15-Jährigen aus. ALL entsteht durch die Entartung von **B-Zell-Lymphozyten.** Der Großteil der zellulären Proliferation zeigt sich im Knochenmark. Aus diesem Grund fallen die meisten Kinder durch Symptome einer Panzytopenie auf. Der **Altersgipfel** für die ALL liegt bei **4 Jahren.** Ein erhöhtes Risiko, an ALL zu erkranken, haben Kinder mit: **Down-Syndrom, Fanconi-Syndrom, Ataxie teleangiectatica,** Kinder mit **erblicher Belastung** (insbesondere Zwillingsgeschwister) und Kinder nach **Exposition von Strahlen, Benzol** oder **Chemotherapie.**

Diagnose und Therapie

Patienten mit ALL fallen meist durch die Symptome der **Anämie** (Blässe, Müdigkeit, Kurzatmigkeit), **Thrombozytopenie** (Petechien, blaue Flecken), **Leukopenie** (Fieber, Infektionen) und/oder **systemische Symptome** (Gewichtsverlust, Anorexie) auf. Es können auch **Knochen- oder Gelenkschmerzen** auftreten und Symptome von anderen betroffenen Organsystemen, wie z. B. dem ZNS.

Bei der Untersuchung können **Fieber, Lymphadenopathie, Hepatosplenomegalie, blaue Flecken** oder **Petechien** auffallen und/oder **Zeichen einer Infektion** (z. B. Pharyngitis, Pneumonie). Das periphere Blutbild zeigt normaler Weise eine **Panzytopenie,** es können aber auch die Leukozyten durch die in die Blutbahn ausgeschwemmten leukämischen Zellen erhöht sein (Leukozyten > 50000/µl sprechen für eine schlechte Prognose). Die Diagnose wird durch eine **Knochenmarkbiopsie** gestellt.

Die übliche Therapie ist eine **Chemotherapie,** die meist durch eine **Bestrahlung** des Schädels und/oder der Hoden ergänzt wird. Die initiale Remission liegt bei 95 %. Eine anhaltende Heilung gelingt bei ca. 70 % der Patienten.

Gut zu wissen

Die häufigste maligne Erkrankung des Neugeborenen ist das **Neuroblastom.**
Die zweithäufigste maligne Erkrankung im Kindesalter sind **Tumoren des ZNS,** häufig das **pilozytische juvenile Astrozytom** oder das **Medulloblastom.**

Pädiatrie

Anamnese

Ein 8-jähriges Mädchen wird wegen Halsschmerzen und Fieber, die seit dem Vortag immer schlimmer würden, in Ihre Praxis gebracht. Außerdem klagt das Mädchen noch über Kopfschmerzen und Übelkeit. Bis zum Morgen des Vortags habe sie sich gut gefühlt und sei auch sonst immer gesund gewesen. Sie hat keine bekannten Krankheiten und nimmt keine Medikamente ein. Die Eltern berichten noch, dass zwei Freundinnen ihrer Tochter ebenfalls Halsentzündungen gehabt hätten. Schnupfen, Husten oder Heiserkeit verneint das Mädchen.

Körperliche Untersuchung

T: 38,9 °C   RR: 94/60   AF: 20/min.   P: 124/min.
Das Mädchen wirkt deutlich beeinträchtigt, aber nicht schwer krank. Die Untersuchung der Augen zeigt keine Blässe der Skleren oder Konjunktivitis. Die Trommelfelle sind reizlos. Der Rachen ist stark gerötet, die Tonsillen sind weißlich belegt und am Gaumen erscheinen Petechien. Es sind zahlreiche, zervikale Lymphknoten zu tasten. Der Nacken ist gut beweglich. Die Auskultation der Lunge und die Untersuchung des Abdomen sind bis auf die leichte Tachykardie unauffällig. Es sind keine Hautauffälligkeiten oder neurologischen Störungen vorhanden.

Labor

Hb: 12 g/dl
Leukozyten: 20 400/µl
Neutrophile: 80 %
Thrombozyten: 360 000/µl
Creatinin: 0,5 mg/dl

Diagnose Angina tonsillaris

Pathophysiologie

Die akute Pharyngitis ist eine häufige Krankheit. Die häufigste Ursache ist eine **virale** Infektion oder eine Infektion mit **Streptokokken der Gruppe A,** andere Bakterien können jedoch auch vorkommen. Im Kindergartenalter kommen mehr virale Infektionen vor, im Schulalter mehr Streptokokkeninfektionen. Die **Unterscheidung** der beiden Formen ist sehr **wichtig,** da man **Resistenzen** züchtet, wenn man bei allen Pharyngitiden Antibiotika gibt.

Diagnose und Therapie

Das klassische Bild einer Streptokokkenangina ist das **Schulkind** mit **plötzlich** beginnendem **Fieber, Halsschmerzen** und **Allgemeinsymptomen,** wie z. B. Kopfweh, Übelkeit, Erbrechen und Bauchweh. Schnupfen, Husten, Konjunktivitis und Heiserkeit sind untypisch und meist mit einer viralen Genese assoziiert. Häufig gab es an den Vortagen **Kontakt** zu anderen **kranken Kindern.**

Bei der Untersuchung fällt ein **geröteter Rachen** mit **weißlich** oder gelblich **belegten Tonsillen** auf. Die **Petechien** am **Gaumen** sind selten, aber legen die Diagnose der Angina durch Streptokokken sehr nahe. Es tritt meist eine **zervikale Lymphknotenvergrößerung** auf. Bei der bestehenden **Leukozytose** machen die **Neutrophilen** im Differentialblutbild häufig > 75 % aus.

Auch wenn das die klassischen Symptome sind, gibt es immer wieder untypische Verläufe, so dass die **Diagnose** nochmals **bestätigt** werden sollte. Der **Strep-A-Test** ist einfach, schnell (Ergebnis in Minuten) und **spezifisch,** allerdings nur **gering sensitiv.** Der Goldstandard ist die **Kultur** und braucht nur 24–48 Stunden. Man sollte bei jeder Pharyngitis einen Strep-A-Test durchführen oder eine Kultur anlegen, außer wenn sie ganz sicher viral ist, und erst bei positivem Strep-A-Test mit Antibiotika behandeln. Antistreptolysin-O-Titer können die Diagnose auch bestätigen, brauchen aber Wochen, um positiv zu werden.

Die Therapie besteht in der Gabe von **oralem Penicillin** für 10 Tage oder bei Penicillinallergie von **Erythromycin.** Die konsequente Behandlung ist so wichtig, damit sich weder **rheumatisches Fieber, Scharlach** noch ein peritonsillärer oder retropharyngealer Abszess bildet. Die Behandlung verhindert jedoch nicht die Entwicklung einer Poststreptokokken-Glomerulonephritis.

Gut zu wissen

Ein **peritonsillärer Abszess** verursacht eine Kiefersperre (Trismus), eine gedämpfte Stimme, Fieber, Dysphagie, erhöhten Speichelfluss und eine asymmetrische Tonsillenvergrößerung, wobei sich die Uvula immer von der betroffenen Seite weg bewegt. **Retropharyngealabszesse** verursachen immer **hohes Fieber** und eine **schwere Dysphagie.** Beide werden mit **Antibiotika** behandelt, und wenn diese nicht ansprechen, muss operiert werden.

Pädiatrie

Anamnese

Ein 15-jähriger Junge kommt zu Ihnen, nachdem er zweimal beim Fußballtraining bewusstlos geworden ist. Er beschreibt es als ein Gefühl, dass der Kopf ganz leicht und dann alles schwarz um ihn würde. Beide Episoden traten bei ziemlich intensiven Trainingseinheiten auf. Der Patient hat keine kardiologischen Probleme in seiner Anamnese, und die Familienanamnese ist leer in Bezug auf Synkopen. Er verneint vehement, Alkohol oder Drogen genommen zu haben, und nimmt keine Medikamente ein.

Körperliche Untersuchung

T: 36,9 °C   RR: 110/70   AF: 16/min.   P: 64/min.
Der Patient wirkt gut entwickelt und gut ernährt. Die Größe und das Gewicht sind normal für sein Alter. Die körperliche Untersuchung ist unauffällig. Es können weder neurologische noch kardiologische Auffälligkeiten ausgemacht werden.

Labor/weitere Untersuchungen

Hb: 13 g/dl
Creatinin: 0,5 mg/dl
EKG: s. Abb. 35.1.

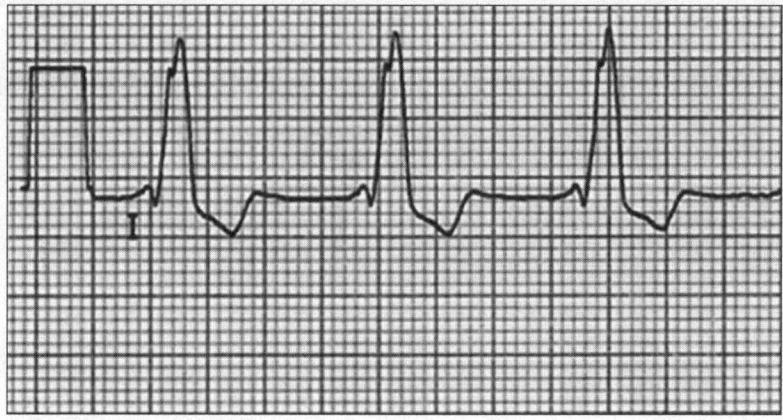

Abb. 35.1: EKG des Patienten.
Aus: Carballo, B.A./Gazes, P.C.: Cardiology Pearls, 2nd. ed. Philadelphia, Hanley & Belfus, Inc.; 2001, S. 26–28; mit Genehmigung.

Diagnose Wolff-Parkinson-White-Syndrom (WPW)

Das EKG zeigt ein kurzes PR-Intervall, breite QRS-Komplexe und eine so genannte Delta-Welle, die den Doppelzacken des QRS-Komplexes bedingt.

Pathophysiologie

Das WPW-Syndrom ist ein **Preexzitationssyndrom des Ventrikels** bzw. eine vorzeitige Stimulation des Ventrikels durch eine **zusätzliche Leitungsbahn,** die den AV-Knoten umgeht. Es kommt zu typischen EKG-Veränderungen und der Gefahr von Arrhythmien, die auftreten können. Auch wenn das WPW-Syndrom angeboren ist, treten die Symptome aus ungeklärter Ursache häufig erst im **jugendlichen Alter** oder sogar im **Erwachsenenalter** auf.

Diagnose und Therapie

Die Patienten haben meist Symptome der auftretenden **Arrhythmien,** wie z.B. **Kurzatmigkeit, Synkopen** oder **Palpitationen.** Die Patienten können in jedem Alter symptomatisch werden. Die Symptome werden durch die Arrhythmien verursacht, die durch die zusätzliche Leitungsbahn entstehen können (**Vorhofflimmern oder andere Tachykardieformen**). Normalerweise wird die Diagnose anhand eines EKG-Streifens gestellt, wenn der Patient gerade **asymptomatisch** ist.

Die typischen EKG-Veränderungen sind das **kurze PR-Intervall** ($< 0{,}12$ s), **breite QRS-Komplexe** ($> 0{,}12$ s) und ein verzögerter QRS-Anstieg bzw. eine **Delta-Welle.** Der elektrische Vektor ist je nach der Lage der zusätzlichen Leitungsbahn entweder als positiver oder als negativer Ausschlag zu sehen. Das EKG mit der Anamnese von Arrhythmien sollte die Diagnosefindung möglich machen.

Häufig wird die Diagnose noch durch **elektrophysiologische Untersuchungen** bestätigt. Das ist notwendig, um zu sehen, ob die zusätzliche Leitungsbahn lebensbedrohliche Arrhythmien auslösen kann. Bei der **Ablation** der zusätzlichen Leitungsbahn wird eine **Erfolgsrate** von $> 90\%$ erreicht. Die Alternative dazu ist die medikamentöse Antiarrhythmietherapie, bevorzugt mit **Procainamid.** Beim WPW-Syndrom und beim Vorhofflimmern sollten Medikamente vermieden werden, die die AV-Überleitung verzögern (wie z.B. Verapamil oder β-Blocker). Bevorzugt werden die **Kardioversion** oder **Procainamid.**

Gut zu wissen

Die andere Ursache dafür, dass jugendliche Sportler bewusstlos werden (oder sogar plötzlich sterben), ist die **hypertrophische obstruktive Kardiomyopathie,** die **autosomal-dominant** vererbt sein kann (typisch wäre eine Familiengeschichte mit plötzlichem Herztod bei Angehörigen). Die Erkrankung verursacht ein **lautes mitsystolisches Crescendo-Decrescendo-Systolikum** und einen 4. Herzton. Behandelt wird mit β-**Blockern.** Diuretika und positiv inotrope Substanzen sollten vermieden werden, da sie die Krankheit verschlimmern können.

Pädiatrie

Anamnese

Eine 21-jährige, HIV-positive Mutter bringt ihren zwei Wochen alten Säugling zum geplanten HIV-Kontrolltest. Das Kind ist zu Hause geboren worden, und die Mutter hatte ihn bereits letzte Woche zu einem HIV-Test gebracht. Die Mutter hat keine Schwangerschaftsvorsorge wahrgenommen, aber ihr Sohn bekommt seit seiner Geburt Zidovudin (AZT). Er ist in der 34. Woche geboren worden, war klein für sein Alter, aber soweit gesund. Komplikationen habe es in der Schwangerschaft keine gegeben, und sie habe ihren Sohn zu Hause vaginal entbunden. Er bekäme die Flasche und vertrage die Milch gut. Nun fragt sie, ob sie mit der Zidovudingabe aufhören darf, da ihr Sohn nicht krank sei.

Körperliche Untersuchung

T: 36,9 °C   RR: 84/58   AF: 28/min.   P: 124/min.

Das Kind ist wach und ansprechbar und wirkt nicht beeinträchtigt. Größe, Gewicht und Kopfumfang sind auf der 3. Perzentile für sein Alter. Bei der Kopf- und Halsuntersuchung fällt eine Lymphknotenvergrößerung auf. Ebenso sind die Lymphknoten in der Axilla und Leiste vergrößert. Die Lunge ist bei der Auskultation frei, Herzgeräusche bestehen keine. Bei der Untersuchung des Abdomens fällt eine mäßige Hepatosplenomegalie auf. Die neurologische Untersuchung ist unauffällig, so wie der Rest der körperlichen Untersuchung.

Labor

Hb: 12 g/dl
Leukozyten: 6000/µl
Thrombozyten: 100 000/µl
Creatinin: 0,5 mg/dl
Ergebnisse des HIV-Tests von vor einer Woche:
ELISA-IgG-Anti-HIV-Test: positiv
HIV-DNA-PCR-Test: Ergebnis noch ausstehend

Die kindliche HIV-Infektion konnte bei diesem Kind noch nicht bestätigt werden.

Pathophysiologie

Die kindliche HIV-Infektion erfolgt in zwei Dritteln der Fälle **während der Geburt,** auch wenn sie diaplazentär oder nach Geburt (durch das Stillen) übertragen werden kann. AIDS bei Kindern ist weltweit eine **häufige Ursache für Kindersterblichkeit** und häufiger die Ursache eines Immundefizits als seltene erbliche Immundefizitsyndrome.

Diagnose und Therapie

Kinder mit einer HIV-Infektion werden meist erst im Alter von **5–6 Jahren symptomatisch (75–90 %** der Fälle) und haben dann einen ähnlichen Verlauf der Krankheit wie die Erwachsenen. Die anderen Kinder, die vermutlich die Infektion **intrauterin** erhalten haben, erleiden meist einen **fulminanteren Verlauf** mit einem frühen Symptombeginn (häufig imponiert bereits **bei Geburt** eine **Lymphknotenschwellung** und **Hepatosplenomegalie**) und **sterben** häufig bis zu einem **Alter von 5 Jahren.**

Die typischen AIDS-Symptome bei Kindern sind: **lymphoide, interstitielle Pneumonie** (chronische, nichtinfektiöse Infiltrate, untypisch für Erwachsene), opportunistische Infektionen, wiederkehrende schwere bakterielle Infektionen, Malignome, **HIV-Enzephalopathie** und **Kräfteverfall.** Häufig kommt es zu wiederkehrendem oder chronischem Fieber, chronischem Durchfall, **Lymphknotenvergrößerung** und **Hepatosplenomegalie.**

Alle Kinder von HIV-positiven Müttern müssen innerhalb der **ersten 72 Lebensstunden** entweder mit einem **DNA-PCR-Test** oder einer **Kultur** auf HIV getestet werden. Der **ELISA-IgG-Anti-HIV-Test** ist bei Neugeborenen **nicht sinnvoll,** außer wenn er negativ ist, da die zirkulierenden mütterlichen Antikörper **bis zu 18 Monate** bei dem Kind nachgewiesen werden können und **falsch positive** Testergebnisse liefern. Wenn der **DNA-PCR-Test negativ** ist, sollte er **nach einem Monat wiederholt** werden, da er eine geringe Sensitivität hat. Wenn der wiederum negativ ist, sollte mit **18 Monaten ein ELISA-Test** durchgeführt werden, um die Infektion sicher auszuschließen. Wenn der DNA-PCR-Test hingegen positiv ist, wird das Kind wie an AIDS erkrankt therapiert.

Kinder von HIV-positiven Müttern sollten für **sechs Wochen nach Geburt Zidovudin** erhalten, unabhängig von Symptomen. Mütter mit einer HIV-Infektion sollten nicht stillen. Die Kinder erhalten außerdem eine antivirale Therapie, Impfungen (wobei die einzige Lebendimpfung die MMR-Impfung sein sollte) und prophylaktisch Antibiotika (z.B. Bactrim gegen eine Pneumocystisinfektion).

Gut zu wissen

Ältere Kinder mit HIV sollten **wie Erwachsene** behandelt werden, indem nach der Viruslast und der CD4-Menge gegangen wird und bei CD4 < 200 eine Pneumocystisprophylaxe verabreicht wird.

Anamnese

Sie werden von einer Schwester auf die pädiatrische Station gerufen, um einen zwei Wochen alten Säugling anzuschauen, der erbricht und schlecht trinkt. Das Kind ist in der 26. Schwangerschaftswoche zur Welt gekommen. Es hatte ein RDS (Respiratory Distress Syndrome), das erfolgreich therapiert wurde, und eine intrakranielle Blutung kurz nach Geburt. Wegen der guten Entwicklung wurde das Kind vor zwei Tagen von der Intensivstation auf Normalstation verlegt.

Körperliche Untersuchung

T: 36,8 °C   RR: 86/58   AF: 30/min.   P: 132/min.

Der Säugling ist lethargisch und reizbar. Sie bemerken eine Vorwölbung der vorderen Fontanelle und eine verstärkte Venenzeichnung. Größe und Gewicht liegen zwischen der 10. und 50. Perzentile für das Alter, der Kopfumfang oberhalb der 97. Perzentile. Er hat eine schlechte Kopfkontrolle, eine beidseitige Lidretraktion und einen beidseitigen starren Blick nach unten. Er hält für die Fundoskopie nicht still, aber beide Papillen wirken unscharf. Es besteht keine Lymphknotenvergrößerung. Die Auskultation der Lunge und des Herzens und die Untersuchung des Abdomens und der Haut sind unauffällig.

Labor/weitere Untersuchungen

Hb: 15 g/dl
Leukozyten: 9000/μl
Na: 140 mmol/l
K: 4,2 mmol/l
Ca: 9,0 mg/dl
TSH: 3,1 μU/ml
Creatinin: 0,4 mg/dl
MRT: s. Abb. 37.1

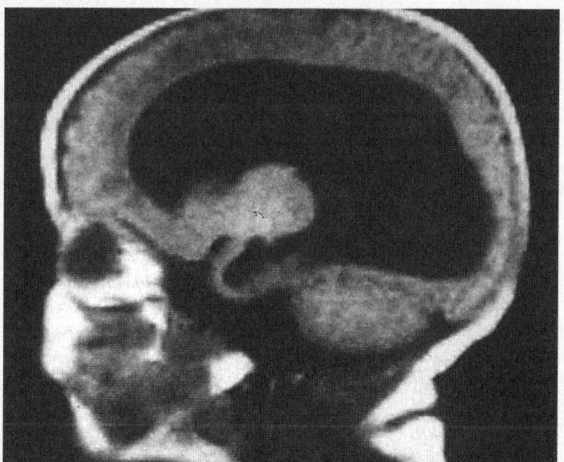

Abb. 37.1: MRT des Schädels.

Aus: Milhorat, T.H./Miller, J.I.: „Neurosurgery."
In: Avery, G.B. et al. (eds.): Neonatology,
4th ed. Philadelphia, Lippincott, 1994,
S. 1139–1163; mit Genehmigung.

Im Sagittalschnitt des MRT zeigen sich extrem vergrößerte Hirnventrikel.

Pathophysiologie

Hydrozephalus bezeichnet eine **Vergrößerung der Liquorräume** und starke **Ansammlung des Liquors** aus unterschiedlichen Gründen. Meistens handelt es sich um eine Obstruktion im Liquorfluss oder eine Absorptionsstörung. Man unterscheidet den **kommunizierenden** Hydrozephalus (der Liquor kann frei in den Subarachnoidalraum fließen) von dem **nicht-kommunizierenden Hydrozephalus** (der Liquor kann nicht in den Subarachnoidalraum fließen, da im Ventrikelsystem eine Blockade besteht). Häufige Ursachen sind: **Tumoren, Meningitiden, Blutungen** und **kongenitale Anomalien,** wie z. B. die **Aqäduktstenose** oder die **Arnold-Chiari-Malformation.**

Diagnose und Therapie

Die Symptome werden durch den **erhöhten intrakraniellen Druck** verursacht und äußern sich in **vergrößertem Kopfumfang** (bei Kindern unter 2 Jahre), **Lethargie, Gereiztheit, Erbrechen, Kopfweh, Trinkschwäche** und bei älteren Kindern **Verwirrung.** Meistens gibt es in der Anamnese prädisponierende Faktoren. In schweren Fällen kann es zu Krampfanfällen oder Koma kommen.

Die klassischen Zeichen des Hydrozephalus sind eine extreme **Kopfumfangszunahme** oder ein Kopfumfang **über der 97. Perzentile** für das Alter, eine **vorgewölbte Fontanelle, verstärkte Venenzeichnung** und das **„Sonnenuntergangsphänomen".** Das Phänomen kommt durch die **beidseitige Lidretraktion** und das starre **Nach-unten-Sehen** und/oder die Unfähigkeit, nach oben zu sehen, zustande. Häufig besteht eine **Stauungspapille.**

Die Diagnose kann durch ein **CT, MRT** oder eine **Sonographie** bestätigt werden. Die Sonographie wird insbesondere zum Screening eingesetzt, um bei Frühgeborenen mit einem erhöhten Risiko für intrakranielle Blutungen, die eine häufige Ursache eines Hydrozephalus sind, diesen auszuschließen. Ein Hydrozephalus kann vorübergehend oder chronisch sein. Eine **konservative Therapie** kann bei einem **temporären Hydrozephalus** z. B. in Form von **wiederholten Liquorpunktionen** bei vermehrter Liquorproduktion (jedoch nur beim kommunizierenden Hydrozephalus möglich) sinnvoll sein, während bei **chronischen Fällen** mit zunehmender Symptomatik meist **chirurgisch** ein Shunt zur Entlastung angelegt werden muss. Am häufigsten wird ein **ventrikuloperitonealer Shunt** angelegt, bei dem der Liquor in die Bauchhöhle abgeleitet wird, wo er resorbiert wird. Die **Prognose** ist **abhängig von** der **Ursache** des Hydrozephalus und von dem bestehenden neurologischen Defizit. **Shunt-komplikationen,** wie Verschluss der Ableitung oder Infektion, sind relativ häufig.

Gut zu wissen

Der **kommunizierende Hydrozephalus** ist viel **häufiger** als der nichtkommunizierende, und wird meist durch eine **Meningitis** oder **Blutung** verursacht. Der **nichtkommunizierende** Hydrozephalus wird eher durch ein **Malignom** oder durch **angeborene Fehlbildungen,** wie die Aquäduktstenose, verursacht.

Pädiatrie

Anamnese

Eine Mutter bringt ihr vier Monate altes Kind wegen Erbrechen, Lethargie und Fieber zu Ihnen. Bis gestern sei das Kind gesund gewesen, und dann habe es auf einmal keinen Appetit mehr gehabt und sei reizbar gewesen. An diesem Morgen habe es dann Fieber entwickelt, erbrochen und sei lethargisch gewesen. Bisher sei das Kind immer gesund gewesen und nehme keine Medikamente ein.

Körperliche Untersuchung

T: 39,1 °C   RR: 70/40   AF: 42/min.   P: 164/min.

Das Kind ist lethargisch, hypoton und tachypnoisch. Sie bemerken ein Pulsieren der vorderen Fontanelle. Der Rachen ist gerötet ohne Beläge. Die Auskultation des Herzens zeigt eine Tachykardie ohne Herzgeräusche, die Lunge ist frei. Die Untersuchung des Abdomens ist unauffällig. Es fallen keine neurologischen Defizite, Hautauffälligkeiten oder Lymphknotenvergrößerungen auf.

Labor

Hb: 13 g/dl
Leukozyten: 22000/μl
Neutrophile: 86 %
Glucose: 80 mg/dl
Creatinin: 0,4 mg/dl
Lumbalpunktion:
Leukozyten: 1340/μl
Neutrophile: 84 %
Glucose: 20 mg/dl
Eiweiß: 112 mg/dl

Meningitis, am ehesten bakteriell verursacht

Pathophysiologie

Die größte Anzahl von Meningitiden kommt bei **Kindern** < **2 Jahren** vor, mit der höchsten Inzidenz bei **Neugeborenen.** Die Meningitis kann viral (häufiger) oder bakteriell (meist schwerer im Verlauf) sein. Bei Neugeborenen kommen am häufigsten **Streptokokken der Gruppe B** vor, aber auch *E. coli* und Listerien. Bei älteren Kindern sind die häufigsten Keime: **Pneumokokken, Meningokokken** und **Haemophilus influenzae Typ B.** Die häufigsten Viren sind **Enteroviren,** wie Coxsackie A oder B und Echoviren. Die Inzidenz der Meningitiden sinkt durch die hohe Impfrate und die Behandlung von Schwangeren bei vaginalen Infektionen mit Streptokokken der Gruppe B. Man muss aber diese lebensgefährliche Erkrankung erkennen.

Diagnose und Therapie

Bei der bakteriellen Meningitis sind die Symptome meist dramatisch. Im Neugeborenenalter sind die Zeichen unspezifisch, wie **schlechter Appetit, Erbrechen, Lethargie, Reizbarkeit** und **Fieber.**

Bei der Untersuchung muss man auf das **Pulsieren der Fontanelle** achten, auf **Fieber, Lichtscheue** und eine **beeinträchtigte Bewusstseinslage.** Bei älteren Kindern kann das typische **Brudzinski-Zeichen** (passive Beugung des Nackens führt zur Beugung von Hüft- und Kniegelenken) oder das **Kernig-Zeichen** (passive Kniegelenksstreckung bei gebeugter Hüfte führt bei Meningitis zu Rücken- und Nackenschmerzen) positiv sein. Es können eine **Sepsis** (mit Hypotension und **Leukozytose**) oder **Krampfanfälle** auftreten.

Die Diagnose wird durch die **Lumbalpunktion** gestellt. Die Liquoranalyse bei bakterieller Meningitis zeigt einen **verminderten Glucosegehalt** (< $^2/_3$ vom Serumwert), **erhöhte Leukozyten** mit **über 75 % Neutrophile** und ein **erhöhtes Eiweiß.** Die Gramfärbung ist häufig positiv und weist oftmals zur Keimart (grampositive Diplokokken sind Pneumokokken). Die **Therapie** mit **Flüssigkeit und Antibiotika i.v.** sollte bei schwer kranken Kindern nicht bis zur exakten Diagnose hinausgeschoben werden, sondern sollte sofort beginnen, da die Kinder in der Zwischenzeit sterben könnten. Bevor man den genauen Keim kennt, sollte man bei den < **3 Monate** alten Kindern **Ampicillin plus Cefotaxim, Ceftriaxon** oder **Gentamicin** geben, und bei **älteren Kindern Cefotaxim** oder **Ceftriaxon plus Vancomycin.**

Gut zu wissen

Eine **Herpesenzephalitis** verursacht typischerweise **Persönlichkeitsveränderungen** und **Temporallappenveränderungen** im CT/MRT. Die Diagnose wird mittels einer **PCR** aus dem Liquor gestellt. Behandelt wird mit **Aciclovir i.v.**

Pädiatrie

Anamnese

Sie werden zu einer Routineuntersuchung eines vor einer Stunde geborenen Säuglings gerufen. Er wurde vaginal entbunden. Die 44-jährige Mutter hatte während der Schwangerschaft keine medizinischen Probleme, sie hat keine Vorsorgeuntersuchungen wahrgenommen und die Geburt verlief komplikationslos. Jetzt ist sie irritiert, da sie findet, dass ihr Kind „komisch" aussehe. Sie verneint Alkohol- oder Drogenmissbrauch während der Schwangerschaft, und die Familienanamnese ist in Bezug auf angeborene Fehlbildungen leer.

Körperliche Untersuchung

T: 36,9 °C   RR: 86/58   AF: 34/min.   P: 142/min.

Das Kind ist sanftmütig, und Sie bemerken sofort einen kurzen, breiten Hals, eine ausgeprägte Vierfingerfurche und einen Epikanthus. Es sind multiple, weiße Flecken auf der Iris zu sehen. Die Ohren sind klein, und die Nase ist klein mit einer flachen Nasenwurzel. Der Mund steht offen, und man sieht die vergrößerte Zunge. Es besteht eine leichte, diffuse Muskelhypotonie. Sie bemerken außerdem einen weiten Abstand zwischen der ersten und zweiten Zehe. Die Auskultation der Lunge ist frei. Es besteht ein lautes Holosystolikum links parasternal im 3.–4. ICR. Die Untersuchung des Abdomens und der Haut ist unauffällig. Es bestehen keine neurologischen Defizite.

Labor/weitere Untersuchungen

Hb: 18 g/dl
Karyotyp: s. Abb. 39.1.

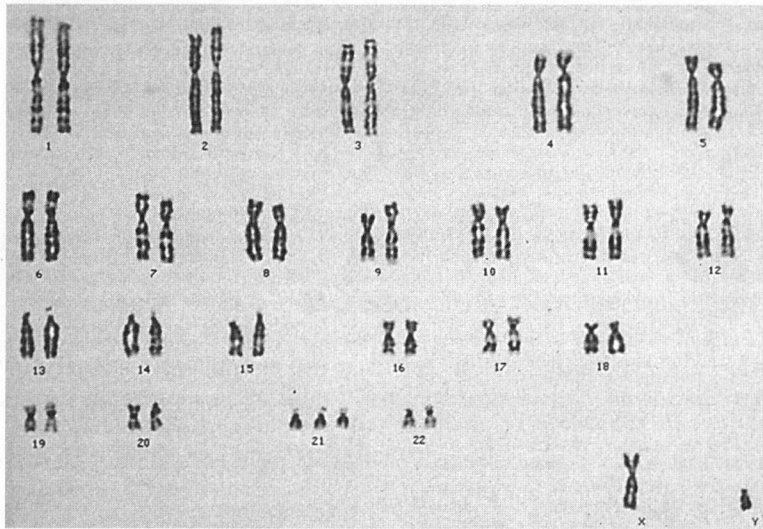

Abb. 39.1: Chromosomenanalyse.
Aus: „Developmental and genetic diseases." In: Rubin, E./Farber, J.L.: Pathology, 2nd ed. Philadelphia, Lippincott, 1994, S. 200–261; mit Genehmigung.

Diagnose Trisomie 21 (Down-Syndrom)

Der Karyotyp zeigt ein überzähliges Chromosom 21.

Pathophysiologie

In den meisten Fällen von Down-Syndrom liegt durch eine **mütterliche Nondisjunction** während der Meiose das Chromosomen 21 dreimal vor. Insgesamt liegt die Inzidenz bei 1:800, aber das Risiko wächst mit **steigendem Alter der Mutter.** Bei 40-jährigen Müttern liegt das Risiko, ein Kind mit Trisomie 21 zu gebären, schon bei 1:100 und bei 45-jährigen bei 1:50. Dennoch sind nur 20 % der Kinder mit Down-Syndrom von Müttern über 35 Jahre geboren worden.

Diagnose und Therapie

Auch wenn die meisten Menschen am Gesicht ein Down-Syndrom erkennen, muss man die **genauen Merkmale** erkennen und beschreiben können. Die Kinder sind meist ruhig und schreien wenig. Die klassischen Merkmale sind: Vierfingerfurche, Epikanthus, **Brushfield-Spots** (Punkte auf der Iris), kleine Nase mit **flacher, breiter Nasenwurzel, offener Mund** mit vergrößerter Zunge, vergröberte Nackenfalten (**nuchales Lymphödem,** das auch beim Turner-Syndrom auftreten kann). Die Hände sind breit mit kurzen Fingern und einer einzelnen **Vierfingerfurche** und einer Schiefstellung des **5. Fingers (Klinodaktylie).** Ebenso kommt meist eine **Lücke zwischen 1. und 2. Zehe** (Sandalenlücke) vor. Häufig besteht ein **Herzgeräusch** durch eine angeborene Fehlbildung (35 %), **meist** in Form eines **VSD oder AV-Kanals,** was eine häufige Ursache von Krankheit und Tod bei Kindern mit Trisomie 21 ist.

Die betroffenen Kinder sind **mental retardiert** (der IQ liegt meist um 50). Sie haben ein erhöhtes Risiko, an **Leukämie** zu erkranken, und entwickeln fast alle mit 50 Jahren **Alzheimer.** Die Therapie ist symptomatisch. Der **Karyotyp** des Kindes ist wichtig, um zu sehen, ob die Eltern eine genetische Beratung benötigen (bei einer **Translokation** besteht das Risiko für die Eltern, noch ein Kind mit Trisomie zu bekommen, und kann sogar bei 100 % bei bestimmten Translokationen liegen).

Gut zu wissen

Trisonomie 18 (Edwards-Syndrom): mehr bei Mädchen; Mikrozephalus, Zeigefinger und kleiner Finger sind über Mittel- und Ringfinger geschlagen, abweichende Fingerzahl (z.B. Syndaktilie oder fehlende Finger), tief sitzende Ohren, Lippen-Kiefer-Gaumenspalte, verkürzte Handfurchen, Mikrognathie, schmaler Mund, Nagelhypoplasie, Klumpfüße, Wiegenkufenfüße, Herzfehler. Die Sterblichkeit liegt bei 50 % in den ersten 48 Lebensstunden.
Trisonomie 13 (Pätau-Syndrom): Mikrozephalus, Taubheit, Holoprosenzephalie (das Gehirn ist nicht in zwei Hemisphären geteilt), Myelomeningozele, Mikrophthalmie, tief sitzende Ohren, Lippen-Kiefer-Gaumenspalte, Polydaktylie, Wiegenkufenfüße, Herzfehler; 70 % sterben vor dem Alter von 6 Monaten.

Pädiatrie

Anamnese

Sie werden gerufen, um sich ein Neugeborenes mit einem Ikterus anzuschauen. Es wurde am Vortag in der 34. Schwangerschaftswoche vaginal entbunden. Die 29-jährige Mutter berichtet, dass die Schwangerschaft komplikationslos verlief. Sie habe alle Impfungen vor der Schwangerschaft gehabt und während der Schwangerschaft keinen Alkohol, kein Nikotin und keine anderen Drogen oder Medikamente eingenommen. Sie habe nie unter Geschlechtskrankheiten gelitten und sei seit zehn Jahren verheiratet. Ihr Ehemann sei gesund und leide an keinen Krankheiten.

Körperliche Untersuchung

T: 36,7 °C   RR: 84/58   AF: 32/min.   P: 138/min.

Das Kind ist ikterisch und mikrozephal. Die Größe und das Gewicht liegen unterhalb der 3. Perzentile für das Alter. Die Auskultation der Lunge ist frei, es sind keine Herzgeräusche zu hören. Die Untersuchung des Abdomen zeigt eine Hepatosplenomegalie. Am ganzen Körper fallen multiple Petechien auf.

Labor/weitere Untersuchungen

Hb: 13 g/dl
Leukozyten: 9000/µl
Thrombozyten: 32000/µl
GOT: 102 U/l
Bilirubin gesamt: 9 mg/dl
Bilirubin direkt: 1 mg/dl
TSH: 3,1 µU/ml
CT des Schädels: periventrikuläre Verkalkungen, kein Hydrozephalus

Das Kind hat vermutlich eine Zytomegalievirusinfektion.

Pathophysiologie

TORCH ist ein **Akronym** für mütterliche Infektionen, die auf einen sich entwickelnden Fötus übertragen werden können. Es steht für **Toxoplasmose, Other** (z. B. Syphilis, Varizella zoster), **Röteln, CMV** und **Herpes.** CMV ist die häufigste dieser Infektionen. Die **mütterlichen Infektionen** mit diesen Keimen können **inapperent** verlaufen und beim Fötus dennoch gravierende Infektionen auslösen. Alternativ können die **Neugeborenen** auch **asymptomatisch** sein, aber im späteren Leben eine **mentale Retardierung** oder Lernschwierigkeiten zeigen.

Diagnose und Therapie

Die meisten durch TORCH ausgelösten, intrauterinen Infektionen können eine **mentale Retardierung, Mikrozephalus, Hydrozephalus, Hepatosplenomegalie, Ikterus, Anämie, geringes Geburtsgewicht** und/oder **intrauterine Größenretardierung** auslösen. Spezielle Symptome sind:
- **Toxoplasma gondii** – nach Katzenkontakt gucken; spezifische Defekte, wie diffuse zerebrale Verkalkungen, Chorioretinitis und Hydrozephalus
- **Other** – **Varizella zoster** bewirkt eine Gliedmaßenhypoplasie und Hautnarben; **Syphilis** bewirkt einen blutigen Schnupfen, Türkensäbeltibia, Hutchinson-Trias (Keratitis parenchymatosa, Innenohrschwerhörigkeit, Tonnenform der Schneidezähne), Hautdefekte
- **Röteln** – Infektion ist im ersten Trimenon am schlimmsten (kann zum Abort führen), unbedingt nach dem Impfstatus schauen; kann Herzfehler verursachen (meist einen persistierenden Ductus arteriosus oder einen VSD), Taubheit, Katarakt, Petechien/Purpura und Mikrophthalmie
- **Zytomegalie** – häufigste konnatale Infektion; Taubheit, Mikrozephalie, periventrikuläre zerebrale Verkalkungen, Myokarditis und Chorioretinitis
- **Herpes** – vesikuläre Hautdefekte, Enzephalitis; Pneumonie und Herpes in der Anamnese der Mutter.

Die Diagnose wird durch die **Serologie** oder **Kultur** bei den Neugeborenen gestellt. Die Therapie der **CMV-Infektion** kann mit **Ganciclovir** versucht werden, **Toxoplasmose** mit **Pyrimethamin und Sulfadiazin, Syphilis** mit **Penicillin** und **Herpes** mit **Aciclovir.** Die Medikamente können schon eingetretene Fehlbildungen nicht rückgängig machen, aber sie verbessern zum Teil die Langzeitprognose bei weiter bestehenden Infektionen.

Gut zu wissen

Kinder von **Hepatitis-B-positiven Müttern** sollten Hepatitis-B-Immunglobulin und die erste Hepatitis-B-Impfung bei Geburt erhalten.
Wenn eine Mutter in den letzten fünf Tagen ihrer Schwangerschaft oder in den ersten zwei Tagen nach Geburt **Windpocken** entwickelt, sollte man dem Neugeborenen Varizella-zoster-Immunglobulin geben.

Pädiatrie

Anamnese

Ein 4-jähriger Junge wird wegen Atemnot und hohem Fieber in die Ambulanz gebracht. Bis zum Vorabend sei der Junge bis auf eine leichte Erkältung unauffällig gewesen, aber heute Nachmittag habe er ganz plötzlich Halsweh, Fieber und Atemnot entwickelt. Er sei bisher immer gesund gewesen und nehme keine Medikamente ein. Die Mutter berichtet, dass ihr Sohn die meisten Impfungen nicht erhalten habe, da er im Säuglingsalter auf eine Impfung reagiert habe, so dass die Eltern alle anderen Impfungen abgelehnt hätten. Die Eltern wissen aber nicht genau, welche Impfung die Reaktion ausgelöst hat.

Körperliche Untersuchung

T: 39,3 °C   RR: 90/60   AF: 36/min.   P: 122/min.

Das Kind wirkt schwer krank und verängstigt. Er lehnt sich mit überstrecktem Hals nach vorne, anscheinend um die Luftnot besser zu verkraften. Es besteht ein erhöhter Speichelfluss und er hat einen inspiratorischen Stridor; seine Stimme ist kloßig. Bei der Auskultation der Lunge sind zentrale Rasselgeräusche ohne Zeichen der Verdichtung zu hören. Es besteht eine Tachykardie, aber Herzgeräusche sind nicht auskultierbar. Es sind keine Hautauffälligkeiten oder neurologischen Defizite festzustellen.

Labor/weitere Untersuchungen

Hb: 12 g/dl
Leukozyten: 22 000/µl
Thrombozyten: 396 000/µl
Röntgenbild des Halses seitlich: s. Abb. 41.1

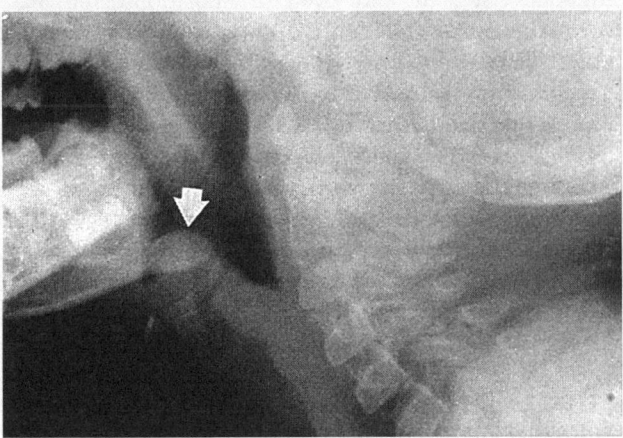

Abb. 41.1: Seitliches Röntgenbild des Halses.
Aus: Grossman, M.: „Upper airway infections." In: Grossman, M./Dieckmann, R. A. (eds.): Pediatric Emergency Medicine. Philadelphia, Lippincott, 1991, S. 533–536; mit Genehmigung.

Diagnose Epiglottitis

Das Röntgenbild zeigt eine vergrößerte und geschwollene Epiglottis.

Pathophysiologie

Die Epiglottitis ist eine Entzündung der Epiglottis und des umgebenden Gewebes durch **Hämophilus influenzae Typ B (HIB)** und seltener durch Streptokokken oder Staphylo- coccus aureus. Die Erkrankung ist seit Einführung der Impfung gegen HIB selten geworden. Eine **bakterielle Tracheitis,** meist durch **Staphylococcus aureus** verursacht (oder seltener durch Streptokokken), kann ähnlich erscheinen.

Diagnose und Therapie

Die **Kinder** sind meist **zwischen 2 und 6 Jahre** alt und bekommen plötzlich hohes Fieber, Atemnot und Schluckschwierigkeiten; teils ist eine Erkältung vorausgegangen. Normaler- weise besteht kein Husten oder ist in der Ausprägung nur sehr gering. Bei der Tracheitis hingegen besteht ein bellender Husten, ein wichtiger Punkt der Differentialdiagnose (Pseudokrupp geht auch mit bellendem Husten einher, doch die Patienten sind nicht so schwer krank).

Bei der Untersuchung haben die Kinder **hohes Fieber** und wirken **schwer krank** bis **septisch** und ängstlich. **Atemnot** und **Dyspnoe** sind typisch. Klassischerweise lehnen sich die Kinder mit überstrecktem Kopf nach vorne, um noch Luft zu bekommen. Durch die Dysphagie kommt es zum **erhöhten Speichelfluss.** Meist besteht eine **Leukozytose.**

Die sofortige **Sicherstellung der Atmung** ist wichtiger als irgendeine Diagnosefindung mit Röntgenaufnahmen. Wenn das Kind septisch ist und starke Atemnot hat, muss eine endotracheale Intubation vorbereitet und häufig auch durchgeführt werden. Ist dies nicht möglich, kann auch eine Tracheotomie nötig werden. Zusätzliche **Aufregung** sollte ver- **mieden** werden, ein i. v. Zugang sollte erst gelegt werden, wenn Intubationsbereitschaft be- steht. Der Rachen sollte auch vorerst nicht inspiziert werden, da man damit eine **Atem- wegsobstruktion** und einen **Atemstillstand** provozieren kann.

Eine seitliche Röntgen-Hals-Aufnahme zeigt häufig das typische „Daumen-Zeichen", das bei Tracheitis fehlt. Der ideale Weg, die Diagnose zu bestätigen, ist, im Notfallraum eine **Laryngoskopie** zu machen und dabei in **Intubationsbereitschaft** zu stehen, falls die Diagnose bestätigt wird. Die Therapie besteht in der Sicherung der Atmung und **i. v. Antibiose.** Idealerweise nimmt man Blutkulturen und Rachenabstriche ab, bevor man mit der Antibiotikatherapie beginnt. Bei der Epiglottitis ist ein **Cephalosporin der 3. Generation** indiziert, bei der Tracheitis ein **staphylokkokenwirksames Penicillin** oder **Vancomycin.**

Gut zu wissen

Patienten mit einer Epiglottitis oder Tracheitis reagieren meist nicht auf die Gabe von **Epine- phrin,** während die mit **Pseudokrupp** sich darunter bessern.

Pädiatrie

Anamnese

Ein 4-jähriger Junge zeigt periorbital und an den Füßen Ödeme. Seit einer Woche bemerkt die Mutter, dass die Augen des Jungen morgens geschwollen seien, was im Laufe des Tages besser würde. Seit ein paar Tagen bemerkt die Mutter jetzt aber auch geschwollene Füße und Knöchel, und diese Schwellungen würden im Laufe des Tages eher schlimmer werden. Die Mutter meint, dass ihr Kind sonst immer sehr gesund sei, nur vor zwei Wochen habe es eine Erkältung gehabt. Das Kind nehme keine Medikamente ein und sei noch nie im Krankenhaus gewesen. Die Impfungen sind vollständig. Fieber oder andere Symptome bestünden nicht.

Körperliche Untersuchung

T: 37,1 °C   RR: 90/60   AF: 20/min.   P: 92/min.

Das Kind ist wach, ansprechbar, freundlich und wirkt nicht krank. Er wirkt gut entwickelt und gut genährt, das Gewicht ist adäquat für seine Größe. Sie bemerken leichte periorbitale Ödeme, aber die sonstige Untersuchung des Kopfes und Halses ist unauffällig. Die Auskultation der Lunge ist frei, und die Untersuchung des Abdomens ist unauffällig. Es fällt ein weiches, eindrückbares Ödem der Knöchel und Füße auf. Es bestehen kein Hautausschlag und keine anderen Auffälligkeiten.

Labor

Hb: 12 g/dl
Leukozyten: 7000/μl
TSH: 2,2 μU/ml
Albumin: 1,8 g/dl
Creatinin: 0,4 mg/dl
Harnstoff N: 9 mg/dl
Urinstatus: Eiweiß ++++, Lipoproteine +++, keine Erythrozyten, Leukozyten oder Bakterien.

Bei diesem Patienten liegt vermutlich eine Minimal-Change-Glomerulonephritis vor.

Pathophysiologie

Das Hauptmerkmal eines nephrotischen Syndroms ist die **Proteinurie,** bei Erwachsenen definiert mit > 3,5 g/24 h und bei Kindern > 50 mg/kg/24 h. Meist kommt es dabei zu **Hypalbuminämie** und **Ödemen,** die die Patienten ärztlichen Rat einholen lassen. Die meisten Fälle bei Kindern sind **Minimal-Change-Glomerulonephritiden** (75–85 % der Fälle bei nephrotischem Syndrom), eine postinfektiöse, **immunvermittelte** Krankheit mit Verschmelzung der Fußfortsätze in den Glomerula. Die Veränderung kann nur **elektronen-mikroskopisch** gesehen werden (Immunfluoreszenz und histologischer Befund sind in der Regel unauffällig).

Diagnose und Therapie

Die Kinder entwickeln normalerweise Ödeme, morgens periorbital, abends an den Knöcheln und Füßen betont. In der Anamnese wird meist von einer **zurückliegenden, viralen Erkältung** berichtet.

Die Untersuchung zeigt die **periorbitalen Ödeme** und weiche **Ödeme der unteren Extremität.** Das Labor ist bei der Diagnose richtungsweisend mit **Hypalbuminämie, Lipidämie** (Erhöhung des Cholesterins und der Triglyzeride), **Proteinurie** und **Lipidurie.** Bluthochdruck und Hämaturie kommen normalerweise nicht vor und helfen somit, die Krankheit vom nephritischen Syndrom zu unterscheiden. Die Diagnose wird durch **Proteine im 24-h-Urin** bestätigt. Die Nierenbiopsie wird in den meisten Fällen, wenn die übrigen Symptome und Laborwerte eindeutig sind, nicht benötigt.

Die Minimal-Change-Glomerulonephritis spricht fast immer auf **Kortikosteroide** an, die man **4–5 Wochen** oral in Form von Prednisolon gibt. **Diuretika** und eine **kochsalzarme Diät** wirken unterstützend, um die Ödeme zu minimieren, bis die Kortikosteroide wirken. Wenn die Patienten **nicht auf** die **Steroide ansprechen** oder einen **Rückfall** nach Therapie erhalten, sollte eine **Nierenbiopsie** erfolgen, um andere Ursachen auszuschließen.

Komplikationen des nephrotischen Syndroms sind eine **Hyperkoagulabilität** (was zu Thrombosen, klassischer Weise der Nierenvenen, führen kann) und eine **erhöhte Infektanfälligkeit** (meist von eingekapselten Organen), was zumindest zum Teil als Folge des Immunglobulinverlusts über den Urin gesehen wird.

Gut zu wissen

Andere Ursachen für das nephrotische Syndrom im Kindesalter sind **selten** und umfassen die **Glomerulosklerose** (zweithäufigste Ursache, präsentiert sich ähnlich, reagiert meist nicht auf Steroidgabe, so dass die Diagnose durch die Nierenbiopsie gestellt werden muss) und die **Mesengial-proliferative Glomerulonephritis** (zeigt ein gemischtes Bild mit Bluthochdruck und Hämaturie).

Pädiatrie

Anamnese

Ein 7-jähriges Mädchen hat mit der Brustentwicklung und Schamhaarentwicklung begonnen. Die Mutter ist sehr ängstlich und fragt sich, ob ihre Tochter irgendwelche Hormonstörungen habe. Das Kind hat keine Krankengeschichte und nimmt keine Medikamente ein. Ihre Größe und die bisherige Entwicklung sind normal und die Mutter bestätigt, dass ihre Tochter intelligent sei und von den Mitschülern akzeptiert werde. Die Mutter verneint Fragen nach Periodenblutungen oder anderen vaginalen Blutungen, Sekretabsonderungen der Brustwarzen, Hirnhautentzündungen oder Schädelhirntraumata, Verhaltensänderungen, Kopfweh oder Krampfanfällen. Die Familiengeschichte ist nicht wegweisend. Die Mutter berichtet, dass ihre eigene Brustentwicklung nicht vor ihrem 9. Lebensjahr begann.

Körperliche Untersuchung

T: 37 °C   RR: 112/60   AF: 16/min.   P: 84/min.

Das Mädchen wirkt gut entwickelt und gut genährt. Die Größe liegt unterhalb der 97. Perzentile für das Alter, das Gewicht ist normal für die Größe. Sie ist ansprechbar, freundlich und intelligent. Die Untersuchung von Kopf und Hals sind unauffällig. Die Untersuchung des Thorax zeigt die vergrößerten Brustknospen mit Erweiterung der Warzenvorhöfe, aber keiner scharfen Trennung von Brustknospe und Warzenvorhof. Die Axillarbehaarung hat noch nicht eingesetzt. Die Untersuchung der Genitalregion zeigt hauptsächlich glatte und nur leicht pigmentierte Pubeshaare. Es fallen keine sonstigen Anomalitäten des Genitaltrakts auf. Es sind keine Hautdefekte zu sehen.

Labor/weitere Untersuchungen

Hb: 12 g/dl
Leukozyten: 7000/µl
Na: 140 mmol/l
K: 4,1 mmol/l
Creatinin: 0,5 mg/dl
Harnstoff N. 9 mg/dl
TSH: 2,2 µU/ml
Prolaktin: 5 ng/ml
Röntgen der rechten Hand: Das Knochenalter entspricht dem einer 9–10-Jährigen.

Pathophysiologie

Eine Pubertät wird als vorzeitig bezeichnet, wenn bei Mädchen Sexualmerkmale vor dem 8. Lebensjahr und bei Jungen vor dem 9. Lebensjahr auftreten. Eine vorzeitige Pubertät ist bei **Mädchen fünfmal häufiger als bei Jungen** und ist meist **idiopathisch** oder **konstitutionell (75–90 % der Fälle).** Die vorzeitige Entwicklung von sekundären Geschlechtsmerkmalen kann komplett oder inkomplett sein und kann Veränderungen typisch für das andere Geschlecht (wird heterosexuelle vorzeitige Pubertät genannt) oder für das eigene Geschlecht (wird isosexuelle vorzeitige Pubertät genannt) zeigen. Die Pubertätsentwicklung wird nach **Tanner** in **Stadien** von I (präpubertal) bis V (reif) eingeteilt und basiert auf der Brustentwicklung und Schambehaarung bei Mädchen und der testikulären Entwicklung, dem Penis und der Schambehaarung bei Jungen.

Diagnose und Therapie

Das Alter ist wichtig, da eine **Pubertät bei Mädchen ab 8 Jahren** und bei **Jungen ab 9 Jahren** als **normal** gilt. Da die meisten Fälle idiopathisch sind, muss man die wenigen nichtidiopathischen Fälle finden. Die **weibliche Virilisierung** oder **heterosexuelle vorzeitige Pubertät** (Barthaare, Vergrößerung der Klitoris, Stimmbruch) ist immer **nicht normal** und wird meist durch **Androgen-produzierende Tumoren** (meist ovariell oder adrenal), **Cushing-Syndrom** oder eine angeborene **adrenale Hyperplasie** verursacht.

Die **isosexuelle vorzeitige Pubertät**, wenn sie nicht idiopathisch ist, kann verursacht sein durch: **Östrogen-produzierenden, ovariellen Tumor** (z. B. Granulosa- oder Theka-Zell-Tumor), **McCune-Albright-Syndrom** (gleichzeitiges Auftreten von Café-au-Lait-Flecken und fibröser Knochendysplasie) und **ZNS-Tumoren oder -Schäden.** Bei Jungen können die Ursachen für eine vorzeitige Pubertät sein: angeborene adrenale Hyperplasie, Cushing-Syndrom, **Leydig-Zell-Tumor,** virilisierende, adrenale Tumoren und ZNS-Tumoren oder -Schäden (z. B. Meningitis oder Trauma). Bei diesen Kolibris sollte man aber noch von anderen Symptomen, wie Kopfweh, Papillenödem oder Erbrechen, erfahren.

Zur Diagnostik gehören normalerweise ein **Röntgenbild der rechten Hand,** um das Knochenalter zu bestimmen (was meist dem Alter mit der Pubertät voraus ist), und ein **Hormonspiegel.** Meist ist die Ursache idiopathisch und man kann **Gonadotropin-Releasing-Hormon** (GnRH) geben, um die Entwicklung zu stoppen und zu verhindern, dass die Epiphysenfugen sich vorzeitig schließen.

Gut zu wissen

GnRH kann zur Bestätigung der Pubertät gegeben werden, da es einen Anstieg des luteinisierenden Hormons (LH) bewirkt, sobald die Pubertät erreicht ist.

Pädiatrie

Anamnese

Ein sieben Monate altes Kind wird wegen Atemschwierigkeiten in die Ambulanz gebracht. Die Mutter berichtet, dass ihr Kind seit ein paar Stunden schwer Luft bekomme. Sie verneint die Frage nach Fieber, Husten oder anderen Symptomen. Bisher sei ihr Kind immer gesund gewesen und habe bis auf die Tatsache, dass er früh geboren wurde, keine Krankengeschichte.

Körperliche Untersuchung

T: 36,9 °C   RR: 88/56   AF: 42/min.   P: 124/min.

Das Kind ist tachypnoisch und lethargisch. Die Größe und das Gewicht liegen knapp oberhalb der 3. Perzentile für das Alter. Die vordere Fontanelle ist gespannt. Die Fundoskopie zeigt beidseits retinale Blutungen. Die Lunge ist bei der Auskultation frei, es besteht eine leichte Tachykardie. Die Untersuchung des Abdomens und der Extremitäten ist unauffällig. Es bestehen keine fokalen neurologischen Ausfälle.

Labor/weitere Untersuchungen

Hb: 12 g/dl
Leukozyten: 7000/µl
Na: 136 mmol/l
K: 4,1 mmol/l
Creatinin: 0,5 mg/dl
Röntgenbild der Lunge: siehe Abb. 44.1
CT-Schädel: s. Abb. 44.2

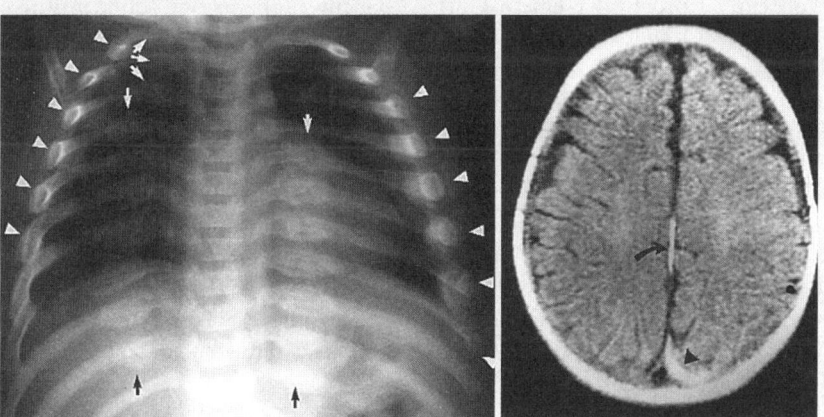

Abb. 44.1: Röntgen-Thorax.   Abb. 44.2: CT-Schädel.

Beide aus: Katz, D.S./Math, K.R./Groskin, S.A. (eds.): Radiology Secrets. Philadelphia, Hanley & Belfus, Inc., 1998, S. 411–419; mit Genehmigung.

Das Röntgenbild zeigt multiple Rippenfrakturen beidseits (Pfeile) mit Kallusbildung, was zeigt, dass die Frakturen mindestens drei Wochen alt sind. Das CT zeigt frische, subdurale Blutungen in der Interhemisphärenspalte und linken Parasagittalregion (Pfeile).

Pathophysiologie

Kindesmissbrauch ist häufiger, als man denkt, und kann körperlich, psychisch oder sexuell sein. Das **Risiko,** missbraucht zu werden, ist **erhöht** bei **Eltern, die auch missbraucht wurden,** bei noch sehr **jungen Eltern** oder bei **Alkohol- oder Drogenmissbrauch der Eltern.** Kinder, die **chronisch krank** sind oder **behindert, Frühgeborene** oder **ungewollte Kinder** sind gefährdeter als andere.

Diagnose und Therapie

Multiple Verletzungen in verschiedenen Heilungsstadien, wiederholte Verletzungen, Verletzungen, die nicht zu der erzählten Geschichte der Eltern passen und ganz spezielle Verletzungen sollten an Kindsmissbrauch denken lassen. Eine klassische spezielle Verletzung ist das „Shaken-Baby"-Syndrom. Das gewaltsame Schütteln von Kindern, die meist < 1 Jahr alt sind, kann intrakranielle Blutungen (welche wiederum Atemschwierigkeiten machen können) und retinale Blutungen verursachen. **Andere verdächtige Verletzungen** sind vordere und hintere Rippenfrakturen bei kleinen Kindern (durch das Quetschen des Thorax), komplexe Schädelfrakturen, metaphysäre Splitterverletzungen der langen Röhrenknochen und Wirbel-, Sternum- oder Skapulafrakturen. Die Hälfte aller Kinder mit Verletzungen durch Missbrauch sind < 2 Jahre alt und 90 % < 5 Jahre, da ältere Kinder meist in der Lage sind zu fliehen. Kreisrunde Verbrennungen der Füße und des Hintern, Striemen auf dem Thorax (von einer Kordel oder einem Gürtel), Bauchwandhämatom (ohne Auto- oder anderen Unfall) und Verletzungen des Frenulums (durch einen in den Mund gestoßenen Flaschenhals) sind auch auf Missbrauch verdächtig.

Man sollte aber auch auf **versteckte Zeichen eines Missbrauchs** achten, wie nicht in Anspruch genommene medizinische Hilfe bei Verletzungen oder Krankheiten, Auslassen von Impfungen, Zeichen von Unterernährung oder Gedeihstörungen, schlechte Hygiene oder eine auffallende Persönlichkeit. Wenn ein Kind < 5 Jahre alt ist, bei dem Sie den Verdacht auf Missbrauch haben, ordnen Sie Röntgenaufnahmen des Schädels, Thorax und der langen Röhrenknochen an. Das CT oder MRT des Schädels ist nötig, um intrakranielle Blutungen auszuschließen.

Wenn Sie den Verdacht auf Kindesmissbrauch haben, **alarmieren Sie die Behörden.** Sie können jeder Zeit Kinder stationär aufnehmen, um sie vorerst zu schützen. Sie sind **verpflichtet,** den Verdacht auf Missbrauch zu melden.

Gut zu wissen

Blaue Flecken gehen normalerweise von roten (0–1 Tag), über blau-lilafarbene (1–4 Tage), über grün-gelbe (5–7 Tage) zu gelb-braunen (> 8 Tage) Verfärbungen über.

Anamnese

Ein Vater bringt seine 4-jährige Tochter in Ihre Ambulanz, da sie immer mal wieder Atemprobleme habe. Er sagt, dass seine Tochter manchmal plötzlich eine laufende Nase bekäme und laut und angestrengt atmen würde. Das würde für ein paar Stunden anhalten, dann vorbeigehen, aber nach ein paar Tagen wieder auftauchen. Das Kind habe von einem anderen Arzt schon viele Male Antibiotika verschrieben bekommen, aber der Vater meint, es sei kein Infekt, und wolle deshalb eine zweite Meinung einholen. Das Kind nimmt keine Medikamente ein, hat aber in der Krankengeschichte häufige Hautausschläge, die der Hautarzt als Ekzem beschreibt. In letzter Zeit habe sie keine Hautausschläge gehabt. Die Familiengeschichte ist nicht wegweisend. Haustiere haben sie nicht. Kontakte zu kranken Kindern bestanden in letzter Zeit nicht. Die Eltern rauchen beide.

Körperliche Untersuchung

T: 36,9 °C   RR: 90/60   AF: 24/min.   P: 88/min.
Das Kind wirkt nicht krank, ist aber während der ganzen Untersuchung dabei, ihre laufende Nase zu reiben, was der Vater als typisch für sie beschreibt. Ein leichter Schnupfen ist vorhanden. Es zeigt sich keine Rachenrötung, und Lymphknoten sind auch nicht vergrößert tastbar. Bei der Auskultation der Lunge fällt eine leicht verlängerte Exspiration auf und leichtes Pfeifen über beiden Lungen. Die Abdomenuntersuchung und die Haut sind unauffällig. Der Nasenabstrich zeigt gehäuft Eosinophile.

Labor/weitere Untersuchungen

Hb: 13 g/dl
Leukozyten: 6800/µl
Creatinin: 0,5 mg/dl
Röntgen-Thorax: leichte Überblähung, keine Infiltrate.

Pathophysiologie

Asthma bronchiale ist eine **reversible Atemwegsobstruktion,** die normalerweise in der Kindheit startet und ca. **5 % der Kinder** betrifft. Eine allergische Komponente ist bei den meisten Kindern vorhanden. Eine **genetische Prädisposition** wie auch **Umwelteinflüsse** spielen eine Rolle, so dass Kinder ein auf 25 % bzw. auf 50 % erhöhtes Risiko haben, an Asthma zu erkranken, wenn ein bzw. beide Elternteile Asthma haben. Aber auch ein Elternhaus, in dem **geraucht** wird, erhöht das Risiko. **Bronchospasmus, Ödem der Mukosa** und **Sekretstau** sind für die Atemnot mitverantwortlich.

Diagnose und Therapie

Wiederkehrende Atemnot ist das Hauptmerkmal des Asthma bronchiale. Infektionszeichen bestehen normalerweise nicht. In der Anamnese treten **pfeifender Atem, Ekzeme** und **häufiger Schnupfen** auf. Typisch sind **saisonelle Exazerbationen,** wobei **Sport, Erkältungen, virale Infektionen** oder **Allergene** (Hausstaubmilben, Pollen, Tierhaare) als Trigger wirken können.

Die Untersuchung zeigt meist ein **pfeifendes Atemgeräusch** und das **verlängerte Exspirium** während einer Exazerbation. Zusätzlich können z.B. **vermehrt Eosinophile** (als Zeichen einer allergischen Rhinitis) im Nasensekret gefunden werden.

Die Diagnose wird durch eine **Spirometrie** bestätigt, die eine **verminderte Einsekundenkapazität** zeigt (jedoch nur während eines Anfalls). Teils ist der Allergietest positiv.

Die Therapie startet man mit **inhalativen β2-Sympathomimetika,** wie z.B. Salmeterol. Wenn das nicht ausreicht, verordnet man zusätzlich **inhalative Kortikosteroide.** Die Patienten sollten mit **Peak-Flow-Metern** üben, um die sich verschlechternde Lungenfunktion aufzuhalten und eine intensivere Therapie zu vermeiden. Bei einem schweren Asthmaanfall muss der Patient stationär aufgenommen werden, erhält Kortikosteroide i.v. und wird am Monitor überwacht. In seltenen Fällen muss intubiert werden. Wenn Patienten sehr **erschöpft** sind von der Atemarbeit, eine **schwere Hypoxie** haben oder einen **erhöhten CO_2-Spiegel,** sollte **Intubationsbereitschaft** bestehen.

Gut zu wissen

Patienten mit Asthma bronchiale sollte man **kein Aspirin** geben, da es einen Asthmaanfall auslösen kann.

Ungefähr die Hälfte aller Kinder mit Asthma bronchiale haben im frühren Erwachsenenalter einen **Rückgang** ihrer Asthmasymptomatik.

Cromoglicinsäure (Mastzellstabilisator) und **Leukotrienantagonisten** haben nur einen Stellenwert in der Langzeittherapie, nicht in der Akuttherapie.

Pädiatrie

Anamnese

Es kommt ein 27 Monate altes Kind zur Routineuntersuchung in Ihre Praxis. Das Mal zuvor war die Mutter gekommen, da sie dachte, dass das Kind nicht genug zunehme. Sie findet, dass es seit dem letzten Besuch in der Praxis nicht besser geworden sei, und ist besorgt und frustriert. Sonst habe das Kind keine Krankheiten und nehme keine Medikamente ein. Es ist das erste Kind der Mutter, und sie gibt zu, wenn sie vorher gewusst hätte, wie viele Sorgen ein Kind bereiten kann, wäre sie nie schwanger geworden. Die Mutter ist alleinstehend und hat sich von dem Vater des Kindes getrennt, bevor der Sohn zur Welt gekommen war. Sie arbeitet Vollzeit und viele Nächte, um über die Runden zu kommen, und lässt das Kind bei Freunden und Verwandten. Als Sie sie über die Ernährung des Kindes fragen, zuckt die Mutter mit den Schultern und meint, dass das Kind wohl gerne Cracker und Süßigkeiten esse.

Körperliche Untersuchung

T: 36,9 °C   RR: 86/58   AF: 22/min.   P: 98/min.

Das Kind ist wach und ansprechbar, wirkt aber mit ungekämmten Haaren und dreckigen Kleidern etwas verwahrlost. Die Größe, das Gewicht und der Kopfumfang liegen alle unter der Altersnorm. Die körperliche Untersuchung zeigt keine Besonderheiten bis auf eine etwas verzögert anmutende Sprachentwicklung.

Labor

Hb: 11 g/dl
Na: 139 mmol/l
K: 4,1 mmol/l
TSH: 1,9 µU/ml
Creatinin: 0,5 mg/dl

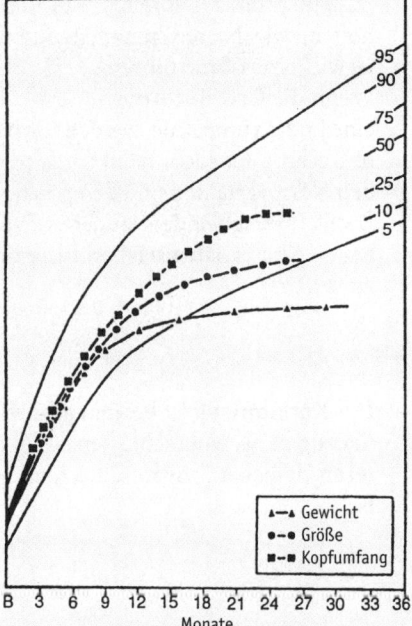

Abb. 46.1: Perzentilenkurve.
Aus: Levitt Katz, L.E./Hale, D.E.: „Endocrinology." In: Polin, R.A./Ditmar, M.F. (eds.): Pediatric Secrets, 2ⁿᵈ ed, Philadelphia, Hanley & Belfus, Inc., 1997, S. 129–160; mit Genehmigung.

Diagnose Gedeihstörung

Die Perzentilenkurve zeigt ein stagnierendes Gewicht und zu langsame Größen- und Kopfumfangszunahme.

Pathophysiologie

Die Gedeihstörung ist definiert als zu geringe Gewichtszunahme mit variabler, linearer Größen- und Kopfumfangszunahme. Normalerweise wird das **Gewicht unter der 3. Perzentile** als **nicht mehr normal** angesehen, da dann das Gewicht weniger als 20 % des Idealgewichts für das Alter beträgt. Zur Ätiologiefindung hilft es, den Verlauf der Perzentilen anzuschauen. Das Muster, bei dem erst das **Gewicht betroffen** ist und dann Größe und Kopfumfang **(Typ I)**, ist assoziiert mit einer zu geringen Kalorienzufuhr (z. B. bei Vernachlässigung, elterlicher Ignoranz, erhöhten Bedürfnissen). Wenn hingegen **Gewicht und Größe** gleichermaßen **betroffen** sind, während der Kopfumfang nicht betroffen ist **(Typ II),** sind mögliche Ursachen genetisch bedingter Kleinwuchs, konstitutionelle Entwicklungsverzögerung (das sind die beiden häufigsten Ursachen) und endokrine Dysfunktionen. Beim **Typ III** der Gedeihstörung sind alle **drei Parameter nicht normal,** meist schon von Geburt an. Grund dafür sind meist ein **intrauteriner Schaden** oder **genetische Schäden.**

Diagnose und Therapie

Der wichtigste Faktor ist die **fehlende Größenzunahme** über die Zeit. Wenn ein Kind mit einer normalen Größe startet und dann die unteren Perzentilen kreuzt, ist das ein Grund zur Besorgnis. Die meisten Fälle von geringer Größe oder Gewicht sind **Normvarianten** (wie genetischer Minderwuchs oder konstitutionelle Entwicklungsverzögerung). Wenn hingegen wirklich eine Gedeihstörung in der späteren Kindheit vorliegt, ist es meist wie in diesem Fall beschrieben. Meistens liegt eine **inadäquate Ernährung** vor und/oder eine **Interaktionsstörung** zwischen Eltern und Kind bzw. **psychosoziale Faktoren,** wie Armut, Vernachlässigung und Missbrauch. Ein übermäßiger Kalorienverbrauch durch **chronische Krankheiten,** wie Nierenkrankheiten, Reflux oder zystische Fibrose kann auch zur fehlenden Gewichtszunahme führen.

Wenn die Gedeihstörung tatsächlich durch eine organische Erkrankung verursacht ist, wie eine Endokrinopathie, werden noch andere Symptome vorliegen (z. B. Striae, Hyperglykämie und Stammfettsucht beim Cushing-Syndrom). Man muss bei den übrigen Fällen zwischen den Normvarianten und den psychosozial verursachten Gedeihstörungen unterscheiden. Im Zweifel bei fehlenden, anderen Symptomen und eindeutiger Abweichung von der Norm helfen eine **Ernährungsberatung** und eine gute **Sozialanamnese**, um dem Kind auf Dauer zu helfen.

Gut zu wissen

Der **Kopfumfang** ist bei den **gutartigen Fällen** von Gedeihstörungen oder verzögerter Größenzunahme, eingeschlossen endokrine Störungen, **meist normal,** während er bei den **ernsteren Ursachen,** wie intrauterinen Schäden und genetischen Abnormalitäten, **mit betroffen** ist.

Anamnese

Eine Mutter bringt ihre sechs Monate alte Tochter wegen eines chronischen Hustens zu Ihnen. Das Kind hat einen ständig wieder auftretenden Husten, seitdem es einen Monat alt ist, und wurde schon mehrfach mit Antibiotika bei Verdacht auf Bronchitis behandelt. Sie haben das Kind noch nie gesehen. Laut der Mutter war das Kind bei Geburt klein und würde sehr schnell dehydrieren. In der Krankengeschichte fallen chronische Durchfälle auf und Verstopfungen bei der Geburt, die mit einem Einlauf behandelt wurden. Vor zwei Monaten sei das Kind erneut wegen Verstopfung stationär behandelt worden. Das Kind hat einen guten Appetit und nahm in letzter Zeit keine Medikamente ein. Die Familienanamnese ist leer. Die Eltern rauchen nicht, und es leben keine Haustiere bei ihnen.

Körperliche Untersuchung

T: 37,4 °C   RR: 88/56   AF: 32/min.   P: 108/min.
Das Kind ist wach und ansprechbar und wirkt nicht akut krank, hat aber eine geringe Tachypnoe. Es fällt eine milde Dehydratation auf. Das Gewicht liegt auf der 3. Perzentile für das Alter, die Größe zwischen der 10. und 50. und der Kopfumfang knapp oberhalb der 50. Perzentile. Der Rachen ist nicht gerötet, keine Beläge, die Ohren sind unauffällig. Die Auskultation der Lunge zeigt ein leichtes Pfeifen, leise Rasselgeräusche und immer wieder Husten. Die Mutter sagt, dass die Atmung immer etwas laut klinge, und der Husten seit Wochen immer gleich sei. Herzgeräusche können nicht auskultiert werden. Die Untersuchung des Abdomens, Rektums, der Extremitäten und der neurologische Status sind normal.

Labor

Hb: 13 g/dl
Leukozyten 7500/µl
Na: 149 mmol/l
K: 3,6 mmol/l
Cl: 89 mmol/l
CO_2: 34 mmol/l
TSH: 2,1 µU/ml
Stuhluntersuchung: keine Bakterien, Parasiteneier, Parasiten, leicht erhöhter Stuhlfettanteil.

Cystische Fibrose (CF)

Synonym: Mukoviszidose.

Pathophysiologie

CF ist eine **autosomal-rezessiv** vererbte Krankheit, die durch die Mutation eines Gens verursacht wird, das für das membranöse Chlorid-Transport-Protein kodiert (es sind > 900 verschiedene Mutationen bekannt). Es kommt dabei zu anormal **zähem Sekret,** was den **Schweiß** und den **Atemwegs-, Gastrointestinal-** und **Reproduktionstrakt** betrifft. Es ist die **häufigste, letal endende genetische Krankheit** in der **weißen Bevölkerung** (1:3000 Weiße, 1:15000 Schwarze). Durch die verbesserte Therapie leben die Patienten jetzt häufig länger als 30 Jahre.

Diagnose und Therapie

Typische Manifestationen der CF bei Neugeborenen sind der **Mekoniumileus** (Obstruktion im Gastrointestinaltrakt bei Geburt durch eingedicktes Mekonium), **Rektalprolaps** und **Dehydratation** mit **Hypernatriämie** und **hypochlorämischer metabolischer Alkalose.** Ein nach **Salz schmeckendes Neugeborenes** oder sogar **Salzkristalle** auf der Haut sind für die Diagnose verdächtig. Eine **chronische Steatorrhö** und/oder **chronische Diarrhö** durch eine exokrine Pankreasinsuffizienz sind häufig. Wiederkehrende pulmonale Symptome mit **Husten, Pfeifen** und/oder **Infekten** durch **Pseudomonas** oder **Staphylococcus aureus** sind klassisch. Häufig kommt es zur **Gedeihstörung.** 60 % der Fälle werden im **Alter von einem Jahr diagnostiziert,** während die milderen Fälle meist mit zehn Jahren diagnostiziert werden. Die Familienanamnese kann positiv sein.

Fast alle Männer mit CF sind **infertil;** ca. 50 % der Frauen sind infertil. Eventuell (meist erst im Erwachsenenalter) kann sich eine **biliäre Zirrhose** herausbilden und eine Leberzirrhose, portale Hypertension und Varizen verursachen. Durch die fortschreitende Pankreasinsuffizienz kann es zu einem **Diabetes mellitus** kommen.

Bei Verdacht auf CF wird ein **Schweißtest** durchgeführt, da bei CF im Schweiß der Chlorid- und Natriumgehalt erhöht sind. Wenn der **Chloridwert > 60 mmol/l** liegt, ist die Diagnose fast sicher (es gibt falsch positive Ergebnisse). Bestätigt werden kann die Diagnose durch eine **DNA-Probe,** bei der man die bekanntesten Mutationen, die zur CF führen können, erkennen kann. Die **genetische Beratung** ist für die Eltern sehr wichtig. CF kann schon intrauterin diagnostiziert werden.

Die Therapie umfasst die **Antibiotikatherapie** gegen die pulmonalen Infektionen oder vermehrte Sputumproduktion (sollte *Staphylococcus aureus* und Pseudomonas abdecken), **Pankreasenzymsubstitution** und Ernährungsergänzung (**fettlösliche Vitamine** wegen der Malabsorption). Die meisten Patienten sterben an **Ateminsuffizienz,** meist noch verschlimmert durch pulmonale Hypertension und Rechtsherzinsuffizienz (**Cor pulmonale**).

Gut zu wissen

Ein **Rektumprolaps, Mekoniumileus, „salziges" Baby** oder **blutende Varizen** bei pädiatrischen Patienten gelten als Cystische Fibrose, bis das Gegenteil bewiesen ist.

Pädiatrie

Anamnese

Sie werden gerufen, um ein Neugeborenes mit Ateminsuffizienz zu untersuchen. Das Kind wurde vor zwei Stunden in der 31. Schwangerschaftswoche vaginal entbunden. Die Atemprobleme bestünden seit der Geburt, würden aber schlimmer. Die Mutter ist Diabetikerin, aber bis auf die Frühgeburtlichkeit sind keine Komplikationen in der Schwangerschaft aufgetreten.

Körperliche Untersuchung

T: 36,9 °C   RR: 86/58   AF: 48/min.   P: 148/min.

Das Kind ist merklich tachypnoisch mit substernalen und supraclavikulären Einziehungen, Nasenflügeln und Stöhnen. Die Untersuchung des Rachens ist unauffällig. Bei der Auskultation ist beidseits Knisterrasseln zu hören. Herzgeräusche sind nicht auskultierbar. Es finden sich bei der Untersuchung keine weiteren Auffälligkeiten. Es wird wegen der Ateminsuffizienz eine endotracheale Intubation durchgeführt und ein Röntgen-Thorax angeordnet (s. Abb. 48.1).

Labor

Hb: 19 g/dl

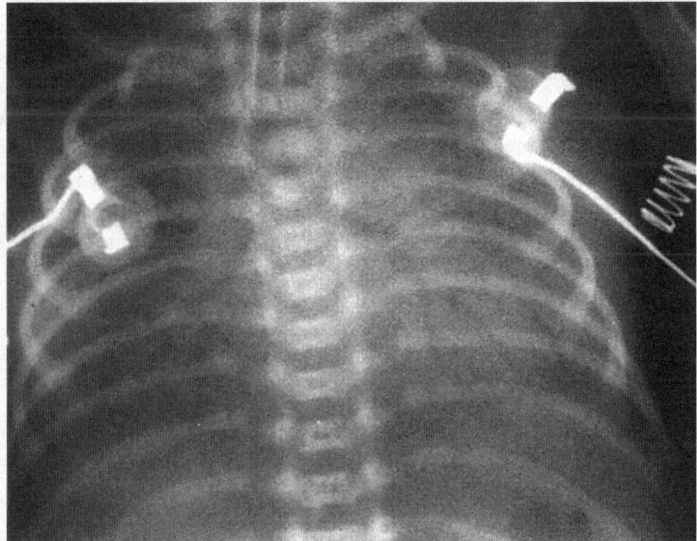

Abb. 48.1: Röntgen-Thorax.
Aus: Levin, T. L.: „Pediatric chest imaging." In: Katz, D.S./Math, K.R./Groskin, S.A. (eds.): Radiology Secrets. Philadelphia, Hanley & Belfus, Inc., 1998, S. 379–384; mit Genehmigung.

Diagnose Atemnotsyndrom des Neugeborenen (ANS)

Synonyme: **Respiratory-Distress-Syndrom** (RDS), Hyaline-Membranen-Syndrom (HMS). Das Röntgenbild zeigt die typischen, **diffusen, milchglasartigen oder granulären Infiltrate** über beiden Lungen.

Pathophysiologie

RDS wird durch einen **Mangel an Surfactant** (von den **Pneumozyten Typ II** gebildet) verursacht, so dass es zu einer verringerten Oberflächenspannung der Alveolen, schlechter Compliance der Lunge, **Atelektasen** und behinderten Gasaustausch kommt. Es wird fast immer bei **Frühgeborenen** gesehen und die **Wahrscheinlichkeit wächst, je früher** ein Kind zur Welt kommt (es tritt bei fast 50 % der Kinder < 28 Schwangerschaftswoche auf, aber fast nie bei reif Geborenen). **Mütterlicher Diabetes** erhöht das Risiko für das Kind, ein RDS zu bekommen.

Diagnose und Therapie

Die Diagnose sollte bei reif Geborenen nicht vermutet werden, außer wenn die Mutter Diabetikerin ist. Je früher die Frühgeburt, desto wahrscheinlicher ein RDS. Schon **bei der Geburt** liegen **Atemprobleme** vor (wichtiger Punkt der Differentialdiagnose) und diese werden meist in den **ersten Lebensstunden schlimmer.** Die Neugeborenen haben Atemprobleme, wie **Tachypnoe, Stöhnen, Nasenflügeln** und substernale, intercostale und/oder supraclavikuläre **Einziehungen.** Auch eine **Zyanose** kann auftreten.
Bei der Untersuchung kann ein **Knisterrasseln** auffallen. Die arterielle Blutgasanalyse zeigt meist eine **Hypoxie** und häufig eine **Azidose.** Der Röntgen-Thorax wird in den ersten 48 Stunden auffällig (bei Geburt kann er noch normal sein) und zeigt klassischerweise bilateral, diffuse, milchglasartige Infiltrate und verminderte Lungenvolumina. Die Therapie besteht darin, die Atmung sicherzustellen, wenn nötig auch **maschinell,** und **Surfactant** zu verabreichen. Bei unkomplizierten Fällen erholen sich die Patienten **innerhalb einer Woche.** Komplikationen sind vielfältig, wie **bronchopulmonale Dysplasie,** die meist nach einer Woche Therapie auftritt und chronische Lungenveränderungen (für Monate oder Jahre) verursachen kann. Die betroffenen Patienten sind Frühgeborene und damit prädisponiert, noch andere Komplikationen zu erleiden, wie **intrakranielle** Blutungen, nekrotisierende Enterokolitis, **Pneumothorax** und **pulmonales intestinales Emphysem.**

Gut zu wissen

Eine Differentialdiagnose des RDS ist die **transitorische Tachypnoe des Neugeborenen (TTN),** die durch die **verzögerte Resorption von in die Lunge gelangtem Fruchtwasser** zustande kommt. Die TTN kommt meist bei **reifen oder fast reifen Neugeborenen** vor, die per Kaiserschnitt auf die Welt kamen. Die Kinder **erholen sich** meist in den **ersten 24–36 Lebensstunden,** während die mit RDS schlechter werden. Das Röntgenbild zeigt bei ihnen zentrale Verdichtungen mit peripherer Überblähung und teils Flüssigkeit in den Lappenspalten oder kleine Ergüsse. Im Allgemeinen behandelt man die Symptome nur atemunterstützend. Praktisch bedeutet das: Wenn der Zustand sich in den ersten 6–36 Stunden verbessert, hatte das Kind vermutlich eine TTN.

Pädiatrie

Anamnese

Eine Mutter bringt ihren 2-jährigen Sohn wegen Husten und Fieber. Sie berichtet, dass die Symptome den Symptomen ähneln, die ihr Sohn schon zweimal im Zusammenhang mit einer Lobärpneumonie rechts basal gehabt habe. Die anderen Fälle seien vor vier und vor zwei Wochen aufgetreten, sprachen gut auf Antibiotika an, und die Symptome seien zwischendurch verschwunden. Der Junge ist sonst gesund und hat keine Infektionen gehabt. Im Moment nehme er keine Medikamente ein. Auf der letzten Röntgenaufnahme sah man die Lobärpneumonie rechts basal bestätigt, aber keine Strukturanomalien. Man hörte aber noch nach Ausheilung rechts basal ein leichtes Pfeifen bei der Auskultation. Die Mutter möchte jetzt wissen, warum ihr Sohn immer die gleichen Symptome bekomme, obwohl die Familienanamnese in Bezug auf Lungenprobleme leer ist und er kein Kontakt zu kranken Kindern gehabt habe. Außerdem möchte sie einen Rat haben, wie sie verhindern kann, dass ihr Sohn alles in den Mund stecke, was er finden kann, und das schon seit Monaten.

Körperliche Untersuchung

T: 38,9 °C   RR: 90/58   AF: 28/min.   P: 118/min.

Das Kind ist wach und ansprechbar, aber etwas reizbar. Größe, Gewicht und Kopfumfang sind normal für das Alter. Die Untersuchung von Kopf und Hals sind unauffällig. Die Auskultation der Lunge zeigt erneut das Pfeifen rechts basal und Zeichen der Konsolidierung. Herzgeräusche sind nicht auskultierbar. Der Rest der Untersuchung ist unauffällig.

Labor/weitere Untersuchungen

Hb: 19 g/dl
Leukozyten: 19000/μl
Neutrophile: 87 %
Röntgen-Thorax: Infiltrat im rechten Lungenunterlappen.

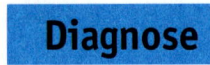

Diagnose Fremdkörperaspiration mit wiederkehrenden Pneumonien

Pathophysiologie

Ein aspirierter Fremdkörper kann zu plötzlicher Atemnot führen oder chronisch wieder-kehrende Pneumonien verursachen. Die meisten Fremdkörper wandern über die Trachea in den rechten Hauptbronchus bis in den **rechten Unterlappenbronchus oder rechten Mittel-lappenbronchus.** Es kann zu einer Überblähung distal des Fremdkörpers kommen, mit Mediastinalverlagerung zur gesunden Seite.

Diagnose und Therapie

Bei einer wiederkehrenden Pneumonie an derselben Stelle ohne Immundefizite sollte immer an eine **Fremdkörperaspiration** oder eine **Strukturveränderung** der Lunge (z. B. Lungen-sequesteration; das Röntgenbild wird die Veränderung meist zeigen) gedacht werden. Meist werden **Erdnüsse,** kleine **Geldstücke** oder Spielzeugteile aspiriert. Manche Kinder reagieren mit **plötzlicher Atemnot** durch eine Obstruktion der oberen Atemwege. Die aspirierten Fremdkörper können aber auch im Ösophagus hängen bleiben oder in den unteren Gastro-intestinaltrakt gelangen. Verschwundenes Spielzeug oder Mütter, die berichten, dass ihre Kinder immer alles in den Mund stecken, sollten einen misstrauisch machen.

Ein klassisches Zeichen der körperlichen Untersuchung ist das **fokale oder unilaterale Pfei-fen** oder plötzliche Pfeifen über der Lunge bei einem **Kind ohne Asthma** oder anderen In-fektionen. Das Röntgenbild kann eine **lokale Überblähung** zeigen, und teils sieht man den Fremdkörper, wenn er röntgenstrahlendicht ist (z. B. Münzen). Fremdkörper, die im Öso-phagus stecken bleiben, verursachen eine **plötzliche schwere Dysphagie.**

Die Diagnose kann bestätigt werden, wenn man den Fremdkörper im **Röntgenbild** sieht, oder wenn man Bilder in **Inspiration und Exspiration** anfertigt, bei denen man das „air-trapping" der betroffenen Seite sieht. Bei schwerer Atemnot kann man das **Heimlich-Ma-növer** versuchen oder bei jüngeren Kindern starkes Klopfen zwischen die Schulterblätter. Sieht man den Fremdkörper im Rachen, kann man versuchen, ihn mit den Fingern zu erwischen, aber niemals blind, da die Gefahr besteht, ihn tiefer hineinzustoßen. Ansonsten muss das Kind **bronchoskopiert** werden, um den Gegenstand zu entfernen. Fremdkörper im Ösophagus können auch durch eine **Endoskopie** entfernt werden. Wenn er schon im Magen ist, findet er häufig von alleine den Weg in den Stuhl.

Gut zu wissen

Wenn ein Kind rezidivierende Pneumonien bei **Immundefektsyndrom** hat, kehren diese meist immer an **verschiedenen Stellen** wieder, und es bestehen noch **andere Zeichen von Infektionen.** Häufig nehmen die Kinder nicht richtig zu und haben andere **chronische Krankheiten.**

Pädiatrie

Anamnese

Sie werden gerufen, um ein Neugeborenes zu sehen, das vor zwei Minuten geboren wurde und jetzt Atemnot hat. Das Kind wurde in der 42. Schwangerschaftswoche vaginal entbunden. Im Ultraschall war ein leichter Oligohydramnion gesehen worden, und die Mutter hatte in der Anamnese einen Bluthochdruck. Die Geburt wurde mit Oxytocin eingeleitet, und es hatte mehrere, späte Dezelerationen im CTG kurz vor Geburt gegeben. Der Gynäkologe hatte eine dickflüssige, stückige Amnionflüssigkeit bei Geburt bemerkt.

Körperliche Untersuchung

T: 36,9 °C   RR: 88/58   AF: 40/min.   P: 148/min.
Die Haut des Kindes ist braun-gelblich verfärbt, es besteht eine leichte Tachypnoe mit interkostalen Einziehungen. Die Untersuchung des Kopfes und Halses ist unauffällig. Die Auskultation der Lunge zeigt diffuse Rasselgeräusche, Herzgeräusche sind nicht auskultierbar. Der Rest der Untersuchung ist unauffällig.

Labor/weitere Untersuchungen

Hb: 19 g/dl

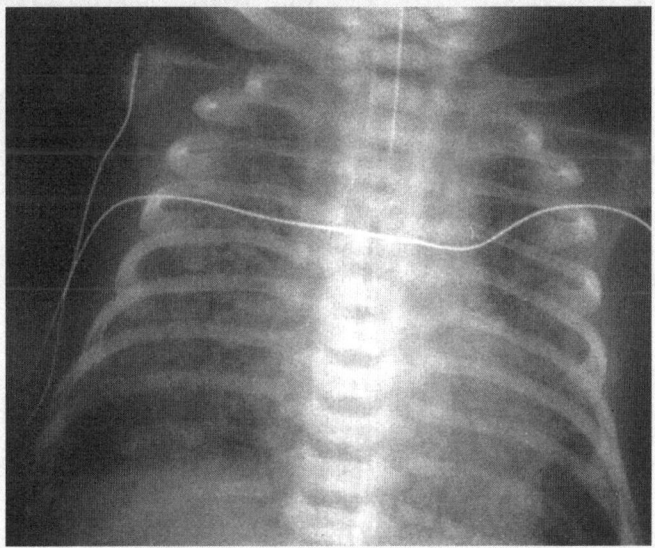

Abb. 50.1: Röntgen-Thorax.

Aus: Levin, T.L.: „Pediatric chest imaging." In: Katz, D.S./Math, K.R./Groskin, S.A. (eds.): Radiology Secrets. Philadelphia, Hanley & Belfus, Inc., 1998, S. 379–384; mit Genehmigung.

Diagnose Mekoniumaspiration

Das Röntgenbild zeigt die typischen Veränderungen mit groben, bilateralen, fleckigen pulmonalen Infiltraten.

Pathophysiologie

Mekonium beschreibt den ersten Stuhlgang eines Neugeborenen, der meist **grünlich** bis **schwarz** ist und **epitheliale Zellen, Schleim** und **Gallensäure** enthält. Mekonium wird normalerweise in den **ersten 48 Lebensstunden** abgesetzt. Eine Aspiration kann eine **chemische Pneumonie** auslösen. **Reife oder übertragene Neugeborenen** mit **langer Geburtsdauer** oder **Stress** können schon bei der Geburt Mekonium absetzen und dieses aspirieren. **Oligohydramnie** und **Plazentainsuffizienz** scheinen das Risiko zu erhöhen.

Diagnose und Therapie

Immer wenn die Amnionflüssigkeit als **mekoniumverunreinigt** (dickflüssig, stückig, **erbsbreiartig**) erscheint, sollte an eine Mekoniumaspiration gedacht werden, insbesondere wenn die Geburt als schwierig beschrieben wird. Die Mekoniumverunreinigung wird bei ca. **15 % aller Neugeborenen** beschrieben, wobei nur ein kleiner Teil die Symptome einer Mekoniumaspiration entwickelt, insbesondere bei aggressiver, präventiver Therapie.

Betroffene Neugeborene haben **Atemnot** mit **Tachypnoe, Einziehungen** und **Knisterrasseln** oder **Rasselgeräusche**. Bei schweren Fällen kann eine **Hypoxie** und/oder **Zyanose** bestehen. Der Röntgen-Thorax kann **fleckige Infiltrate, Atelektasen** und/oder **Zonen der Überblähung** zeigen.

Die beste Therapie ist die **Prävention**. Der Mund-Rachen-Raum sollte immer mit einem Absaugkatheter **abgesaugt** werden, bevor die Schultern geboren werden. Bei dickflüssigem Mekonium oder schwerer Mekoniumverunreinigung oder Atemnot sollte das Neugeborene sofort **intubiert** werden, mit **Absaugen unterhalb der Stimmbänder**. Dadurch kann in den meisten Fällen eine Aspiration vermieden werden.

Bei schweren Fällen kann eine andauernde Intubation mit maschineller Beatmung nötig sein. Es kann zu einer bakteriellen Superinfektionen kommen, so dass es sinnvoll ist, **prophylaktisch Antibiotika** zu geben.

Gut zu wissen

Eine Komplikation der Mekoniumaspiration ist die **persistierende, pulmonale Hypertension** des Neugeborenen (persistierende, fetale Zirkulation), zu der es durch das **Offenbleiben des Ductus arteriosus botalli** und **Konstriktion der pulmonalen Arteriolen** kommt. Die Patienten entwickeln eine **respiratorische Insuffizienz, Hypoxämie** und einen **Rechts-links-Shunt** durch den offenen Ductus. Die Therapie ist symptomatisch und umschließt die Gabe von **hochprozentigem Sauerstoff** (nahezu 100 %).